肾内科常见疾病
诊治技术规范

夏菊梅　黄宇清　朱红果　主编

SHENNEIKE CHANGJIAN JIBING
ZHENZHI JISHU GUIFAN

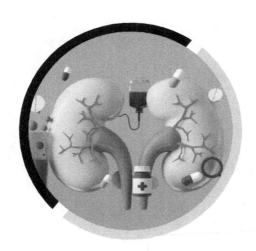

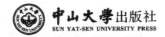
中山大学出版社
SUN YAT-SEN UNIVERSITY PRESS

·广州·

图书在版编目（CIP）数据

肾内科常见疾病诊治技术规范/夏菊梅，黄宇清，
朱红果主编．—广州：中山大学出版社，2024.12.
ISBN 978 - 7 - 306 - 08334 - 0

　　I. R692

中国国家版本馆 CIP 数据核字第 2024AP1917 号

出　版　人：王天琪
策划编辑：王旭红　吕肖剑
责任编辑：吕肖剑
封面设计：曾　斌
责任校对：林　峥
责任技编：靳晓虹
出版发行：中山大学出版社
电　　话：编辑部 020 - 84110283，84113349，84111997，84110779，84110776
　　　　　发行部 020 - 84111998，84111981，84111160
地　　址：广州市新港西路 135 号
邮　　编：510275　　传　真：020 - 84036565
网　　址：http://www.zsup.com.cn　E-mail：zdcbs@mail.sysu.edu.cn
印　刷　者：广东虎彩云印刷有限公司
规　　格：787 mm×1092mm　1/16　10.75 印张　187 千字
版次印次：2024 年 12 月第 1 版　2024 年 12 月第 1 次印刷
定　　价：42.00 元

本书编委会

主　编：夏菊梅　黄宇清　朱红果

副主编：黄钱娥　姚文萃　刘红娟

编　委：郑林鸿　陈汉威　李小平

　　　　李富浩　刘嘉俊　禹思棋

　　　　李嘉鑫　陈浩光

目　　录

第一编　诊治规范

第二编　技术操作规范

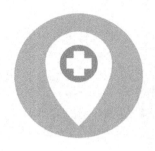

第一编 | 诊治规范

第一章　原发性肾病综合征

一、概述

肾病综合征（nephroric syndrome，NS）是肾小球疾病引起的一个临床综合征，以大量蛋白尿、低蛋白血症、水肿、高脂血症以及蛋白尿引起的其他代谢异常为特征。按病因分为原发性、继发性和遗传性，将系统性疾病及遗传性疾病导致的肾病综合征除外后，原发性肾病综合征才能成立。肾病综合征的主要并发症有感染、血栓及急性肾损伤等。

二、临床表现

本病好发于各个年龄段，不同年龄段原发性肾病综合征的病因及病理分型不一。例如，对儿童患者应重点与乙肝病毒相关性肾炎、过敏性紫癜肾炎等所致的 NS 相鉴别；对老年患者，则应着重排除淀粉样变性肾病、糖尿病肾病及恶性肿瘤相关性肾病所致的 NS；对女性、中青年患者，应排除狼疮肾炎；对于使用不合格美白或祛斑美容护肤品的患者且病理诊断为微小病变型肾病（minimal change disease，MCD）或膜性肾病（membranous nephropathy，MN）的年轻女性 NS 患者，应注意排除汞中毒可能。

三、实验室检查

（一）尿常规检查

24 小时尿蛋白定量 ＞3.5 g/d。伴有血尿，尿中红细胞多为畸形红细胞，并可在尿沉渣中查到少量白细胞、红细胞管型、上皮细胞管型及颗粒管型。

（二）血常规检查

低蛋白血症：血浆白蛋白 ＜30 g/L；高胆固醇血症及高甘油三酯血症。

（三）肾功能检查

血肌酐升高、肾小球滤过率下降。

（四）其他检查

如大便常规、血常规、肝功能、电解质、胸片、心电图、腹部 B 超、血及尿 β2-MG、尿红细胞形态、血免疫球蛋白、蛋白电泳、抗核（ANA）抗体谱、抗可溶性抗原（ENA）抗体谱、血清尿液免疫固定电泳、血尿游离轻链等。

（五）原发性肾小球疾病病理类型的血清标志物检查

近年来，研究还发现一些原发性肾小球疾病病理类型的血清标志物，它们在一定程度上对鉴别原发性与继发性 NS 也有帮助。血清抗磷脂酶 A2 受体（PLA2R）抗体对于原发性 MN 具有较高的特异性。原发性 MN 患者血清 PLA2R 抗体滴度还与病情活动度相关，病情缓解后抗体滴度降低或消失，复发时滴度再升高。血小板反应蛋白 7A 域抗体（THSD7A 抗体）多发现于 PLA2R 阴性的原发性 MN 患者肾组织中，可作为抗 PLA2R 抗体阴性 MN 患者的检查标志物，抗 THSD7A 阳性的 MN 合并恶性肿瘤的概率高于抗 PLA2R 抗体相关的 MN。

四、诊断要点

（1）大量蛋白尿（尿蛋白定量 ＞3.5 g/d）。

（2）低蛋白血症（血浆白蛋白 ＜30 g/L）。

（3）水肿（常为明显水肿，并可伴腹水、胸腔积液）。

（4）高脂血症（高胆固醇血症及高甘油三酯血症等）。

上述四条中，前两条为必备条件。只有将能呈现肾病综合征的系统性肾病（如狼疮性肾炎、乙肝病毒相关性肾炎、糖尿病肾病及肾淀粉样变性等）及遗传性肾病［如少数奥尔波特综合征（Alport syndrome，AS）］除外后，原发性肾病综合征才能诊断。

原发性肾病综合征的主要病理类型包括：微小病变型肾病、膜性肾病、系膜增生性肾小球肾炎、系膜毛细血管性肾小球肾炎及局灶节段性肾小球硬化。不同病理类型的肾病综合征治疗手段差异甚大，故常需做肾活检病理检查，以帮助临床医师进行有区别的个体化治疗。

五、鉴别诊断

（一）乙型肝炎病毒相关性肾炎

多见于儿童及青少年，临床主要表现为蛋白尿或肾病综合征，常见的病理类型为膜性肾病，其次为系膜毛细血管性肾小球肾炎等。主要诊断依据包括：

（1）血清乙型肝炎病毒抗原阳性。

（2）有肾小球肾炎临床表现，并除外其他继发性肾小球肾炎。

（3）肾活检组织中找到乙型肝炎病毒抗原。我国为乙型肝炎高发区，对有乙型肝炎的患者，儿童及青少年有蛋白尿或肾病综合征，尤其是膜性肾病，应认真鉴别和排除。

（二）狼疮性肾炎

以育龄期女性多见，常有发热、皮疹、关节痛等多系统受损表现，血清抗核抗体、抗 dsDNA 抗体、抗 Sm 抗体阳性，补体 C3 下降，肾活检免疫病理呈"满堂亮"。

（三）紫癜性肾炎

好发于青少年，有典型的皮肤紫癜，常伴关节痛、腹痛及黑便，多在皮疹出现后 1～4 周出现血尿和（或）蛋白尿，典型皮疹有助于鉴别诊断。

（四）糖尿病肾病

好发于中老年人，肾病综合征常见于病程 10 年以上的糖尿病患者。早期可发现尿微量白蛋白排出增加，后逐渐发展成大量蛋白尿，甚至肾病综合征的表现。糖尿病病史及特征性眼底改变有助于鉴别诊断。

（五）淀粉样变性

好发于中老年，肾淀粉样变性是全身多器官受累的一部分。

（1）原发性淀粉样变性主要累及心、肾、消化道（包括舌）、皮肤和神经。

（2）继发性淀粉样变性常继发于慢性化脓性感染、恶性肿瘤等疾病，主要累及肾、肝和脾等器官。

肾受累时体积增大，常呈肾病综合征，需行肾活检确诊。肾活检组织刚果红染色淀粉样物质呈砖红色，偏光显微镜下呈绿色双折射光特征。

（六）骨髓瘤性肾病

好发于中老年人，男性多见。患者可有多发性骨髓瘤的特征性临床表现，如骨痛、血清单克隆免疫球蛋白增高、蛋白电泳带及尿本周蛋白阳性，骨髓象显示浆细胞异常增生，并伴有质的改变，多发性骨髓瘤累及肾小球时可出现肾病综合征，上述骨髓瘤特征性表现有利于鉴别诊断。

六、治疗原则及方案

肾病综合征是肾小球疾病引起的一个临床综合征，根据病因分为原发性和继发性，应参考病理类型等因素来个体化地制定治疗目标。某些病理类型的肾病综合征治疗后应力争尿蛋白转阴、肾病综合征完全缓解；但另一些病理类型的肾病综合征很难获得上述疗效，则应以减轻症状、减少尿蛋白排泄、延缓肾损害进展及防治并发症为治疗重点。

（一）一般治疗

1. 休息

重症肾病综合征患者应卧床，但应注意在床上活动肢体，以防血栓形成。

2. 饮食

低盐（食盐每日少于 3 g），蛋白摄入量以每日 0.8 ～ 1.0 g/kg 为妥，不宜采用高蛋白饮食，需要保证热量（每日 126 ～ 147 kJ/kg，即每日 30 ～ 35 kcal/kg），并注意维生素及微量元素补充。

（二）对症治疗

1. 利尿消肿

有效血容量不足时，可先静脉输注胶体液（如人血白蛋白，或含葡萄糖、不含氯化钠的低分子右旋糖酐）扩张血容量，然后再予袢利尿剂；未发生有效血容量不足时，可以直接应用袢利尿剂。袢利尿剂宜静脉给药，首剂给予负荷量。胶体液尤其是人血白蛋白要合理使用，过频地输注人血白蛋白可能损伤肾小球足细胞，诱发"蛋白超负荷肾病"；过频地输注白蛋白或低分子右旋糖酐还可能损伤肾小管（使近端肾小管严重空泡变性），致临床上出现肾功能损害。腹腔积液严重的患者，可因腹腔积液（有时还伴肠胀气）造成腹内压升高，肾脏有效血容量减少，而减弱利尿效果。此时，可偶尔放腹腔积液，放腹腔积液后再从静脉给予袢利尿剂。对于严重浮肿（甚至皮肤渗液）或（和）大量胸、腹腔积液利尿无效的患者，可以考虑用血液净化技术超滤脱水消肿。

2. 减少尿蛋白排泄

可服用血管紧张素转换酶抑制剂（ACEI）或血管紧张素 AT 受体阻断剂（ARB）。服药期间应密切监测血清肌酐的变化，如果血清肌酐上升超过基线的 30%，则提示肾缺血（肾病综合征所致有效血容量不足，或过度利尿导致脱水），应暂时停药。为此，在肾病综合征的利尿期最好不服用这类药物，以免上述情况发生。

3. 调血脂治疗

具有明显高脂血症的难治性肾病综合征病例，应服用调脂药治疗。以血浆胆固醇增高为主者，应服用羟甲基戊二酰辅酶 A 还原酶抑制剂（他汀类药）治疗；以血清甘油三酯增高为主者，应服用纤维酸类衍生物（贝特类药）治疗。但是，治疗无法使肾病综合征缓解时，调脂治疗的疗效常有限。

（三）糖皮质激素及免疫抑制剂治疗

1. 糖皮质激素是治疗肾病综合征的主要药物

治疗原则：

（1）足量：起始量要足，常用泼尼松或泼尼松龙每日 1 mg/kg 口服，但是最大量一般不超过每日 60 mg，服用 1～2 个月（完全缓解病例）至 3～4 个月（未缓解病例）后减量。

（2）慢减：有效病例减撤激素要慢，一般每 2～3 周减去前用量的 1/10。

（3）长期维持：以隔日服 20 mg 作维持量，服半年或更长时间。在激素足量治疗 12 周内病情完全缓解，称为激素敏感；激素足量治疗 12 周无效（原发性局灶节段硬化症为治疗 16 周无效），称为激素抵抗；激素减药期间或停止治疗后 14 天内连续两次复发，称为激素依赖。

2. 细胞毒药物常与激素配伍应用

现多用环磷酰胺，每日 0.1 g 口服，或隔日 0.2 g 静脉注射，累积量达 6～12 g 或 150～200 mg/kg 停药。

3. 钙调神经磷酸酶抑制剂

包括环孢素及他克莫司。

（1）环孢素：常与糖皮质激素（泼尼松或泼尼松龙起始剂量可减少为每日 0.15 mg/kg）配伍应用。用法：每日 3～4 mg/kg，最多不超过每日

5 mg/kg（可从小剂量开始，然后逐渐增加至上述剂量，也可以直接用上述剂量），分早、晚 2 次空腹口服，维持血药浓度谷值于 125 ～ 175 ng/mL，服用 3 ～ 6 个月后逐渐减量，共服药 6 ～ 12 个月。对于肾病综合征部分缓解病例，也可在减量至每日 1 ～ 1.5 mg/kg 后，维持服药 1 ～ 2 年或更长时间。

（2）他克莫司：每日 0.05 ～ 0.1 mg/kg，分早、晚 2 次空腹口服，持续 6 个月，维持血药浓度谷值于 5 ～ 10 ng/mL，然后逐渐减量，将血药浓度谷值维持于 3 ～ 6 ng/mL，再服 6 ～ 12 个月。他克莫司若与糖皮质激素合用，激素用量宜小（0.15 mg/kg），以免导致血糖升高。

4. 吗替麦考酚酯

主要用于难治性肾综合征治疗。也常与激素配伍应用，用量 1.5 ～ 2 g/d，分 2 次空腹服用，半年后渐减量至 0.5 ～ 1.0 g/d，然后维持服药 0.5 ～ 1 年。

5. 雷公藤总苷

与激素配合应用，每次 10 ～ 20 mg，每日 3 次口服。

6. 利妥昔单抗

用其治疗某些病理类型的原发性肾病综合征，如对膜性肾病有确切疗效。

（四）并发症防治

1. 感染

免疫抑制治疗常诱发细菌（包括结核菌）、真菌（包括卡氏肺孢子菌）及病毒感染，严重感染尤其易发生在足量激素及免疫抑制剂初始治疗的头 3 月内。感染并发症一定要认真防治。在进行上述免疫抑制治疗前及治疗中应定期检验外周血淋巴细胞总数及 CD4 细胞数，前者低于 0.6×10^9/L，或（和）后者低于 0.2×10^9/L 时发生感染的概率显著增加，同时还应定期检验血清 IgG。感染一旦发生，即应选用敏感、强效、无肾毒性的抗病原体药物及时治疗。反复感染者可试用免疫增强剂（如胸腺素、丙种球蛋白等）预防感染。

2. 血栓栓塞并发症

（1）抗血小板药物：肾病综合征未缓解前可考虑应用。

（2）抗凝药物：当人血白蛋白 <25 g/L 时即开始应用抗凝药物。现在临床常用低分子肝素如依诺肝素钠、那屈肝素钙及达肝素钠等，每日

150～200 IU AＸa/kg，分成 1～2 次皮下注射，必要时监测Ｘa因子活性变化；也可用肝素钙 5000 U，每 12 小时皮下注射 1 次，维持活化部分凝血活酶时间（APTT）达正常值高限的 1.5～2.0 倍；或者口服华法林，将凝血功能国际标准化比值（INR）控制达 2～3。肾功能不全时抗凝药物中低分子肝素需要调整剂量。

（3）溶栓药物：一旦血栓形成，即应尽早应用溶栓药物如尿激酶治疗。

3．特发性急性肾衰竭

此并发症常见于老年、微小病变肾病的肾病综合征复发患者。发病机制不清，部分患者与大量血浆蛋白滤过形成管型堵塞肾小管，及肾间质高度水肿压迫肾小管，导致肾内梗阻相关。主要治疗如下：

（1）血液透析：除维持生命赢得治疗时间外，可在补充血浆制品后脱水（应脱水至干体重），以减轻肾间质水肿。

（2）甲泼尼龙冲击治疗：促进肾病综合征缓解。

（3）袢利尿剂：促使尿量增加，冲刷掉阻塞肾小管的管型。

七、预防原则

预防感染，锻炼身体增强体质，注意卫生。

八、出院标准

症状好转，肾功能好转或者稳定。

第二章　肾炎综合征

一、急性肾炎综合征

（一）概述

急性肾炎综合征（acute nephritic syndrome）是由多种疾病引起的一组临床症候群。其共同的临床特点表现为：急性发作的血尿、蛋白尿、水肿和高血压，可以伴有一过性肾功能不全。

急性肾炎综合征可见于各种肾小球疾病，主要包括以下三类。

1. 感染性疾病

急性感染后肾小球肾炎最为常见，其中以急性链球菌感染后肾炎最为典型。此外，偶见于其他细菌或病原微生物感染之后，如细菌、病毒、立克次体、螺旋体、支原体、真菌、原虫及寄生虫等引起的相关性肾炎。

2. 原发性肾小球疾病

如 IgA 肾病和非 IgA 系膜增生性肾炎、膜增生性肾炎以及新月体性肾炎的起病时或病程的某个阶段。

3. 继发性肾小球疾病

如系统性红斑狼疮、过敏性紫癜肾炎以及部分小血管炎和冷球蛋白血症等全身系统性疾病的肾脏受累。

临床上初步确定患者为急性肾炎综合征后，需要进一步明确其病因。尤其需要指出的是，急性肾炎综合征与急性肾炎是完全不同的概念，后者常特指急性链球菌感染后肾炎。

（二）临床表现

急性肾炎综合征是一组临床症候群，病因不同，临床表现各异。但其共同的临床表现是：急性起病，几乎所有患者都有血尿（约 30% 可为肉眼血尿），可呈轻度到中度的蛋白尿（部分患者可达肾病范围的蛋白尿），可有管型尿（红细胞管型、颗粒管型等），80% 的患者有水肿和高血压，可以伴有一过性肾功能不全（表现为尿量减少和氮质血症）；严重时可因水钠潴留而引起充血性心力衰竭、肺水肿和脑水肿。

（三）实验室检查

1. 尿常规检查

镜下血尿或肉眼血尿。尿中红细胞多为畸形红细胞。并可在尿沉渣中查到少量白细胞、红细胞管型、上皮细胞管型及颗粒管型。大多数患者出现蛋白尿（24 小时尿蛋白 ＞150 mg）。

2. 血常规检查

显示轻度贫血，常与水、钠潴留及血液稀释相关，白细胞可正常或升高。

3. 血沉检查

血沉在急性期常加快。

4. 肾功能检查

可见肾小球滤过率下降。常出现一过性尿素氮升高。由于血液稀释，血肌酐很少高于正常。肾小管功能多不受影响，尿浓缩功能正常。

5. 链球菌感染检查

有关链球菌感染的细菌检查常用咽拭子或皮肤感染灶细菌培养，结果多提示为 A 组链球菌感染。抗链球菌溶血素 O 抗体（ASO）多逐渐上升。

6. 免疫学检查

本病的早期 C3、CH50 下降，8 周内逐渐恢复正常。而血浆中可溶性补体终末产物 C5b-9 在急性期上升，随疾病好转逐渐恢复正常。

7. 其他检查

大便常规、肝功能（10 项）、电解质、胸片、心电图、腹部 B 超、24 小时尿蛋白定量、血及尿 β2-MG、尿红细胞形态、肾小球滤过率（GFR）或内生肌酐清除率（Ccr）、抗脱氧核酸酶 B 及抗透明质酸酶、血免疫球蛋白、蛋白电泳、风湿性因子（RF）、肾活检（必要时）。

（四）诊断要点

1. 典型的临床表现

急性发作的血尿、蛋白尿、水肿和高血压，可以伴有一过性肾功能不全。

2. 鉴别诊断

应注意，临床上表现为急性肾炎综合征的患者需要进一步明确其病因。表2-1列出了表现为急性肾炎综合征的常见肾小球疾病及其鉴别要点。

表2-1 常见肾小球疾病及其鉴别要点

疾病	前驱感染	潜伏期	临床过程	多系统受累	低补体血症	其他特点
急性链球菌感染后肾炎	有	1～3周	自限性	无	一过性（8周）	抗链"O"升高
病毒感染后肾炎	有	3～5天	多为自限性	可有	无	可有病毒抗体阳性
急进性肾炎	可有	无	急骤进展	无	可有	可有GBM抗体阳性或ANCA阳性
系膜增生性肾炎	有	数小时至数天	反复发作	无	无	IgA肾病时可有血清IgA升高
膜增生性肾炎	多数有	无	持续进展	无	常持续存在	多合并肾病综合征，可伴有冷球蛋白血症
狼疮性肾炎	无	无	持续进展，反复发作	有	狼疮活动时存在	ANA、dsDNA、抗Sm抗体阳性
过敏性紫癜肾炎	可有	无	反复发作	可有	无	可有皮肤、关节、胃肠道受累

（五）治疗原则及方案

应依照各种原发或继发性肾小球疾病的病因进行治疗。

（六）预防原则

预防感染，锻炼身体增强体质，注意卫生。

（七）出院标准

症状好转，感染控制，肾功能正常或接近正常。

二、慢性肾炎综合征

（一）概述

慢性肾炎综合征（chronic nephritic syndrome）是指以蛋白尿、血尿、高血压、水肿为基本临床表现，可有不同程度的肾功能减退，起病方式各有不同，病情迁延，病变缓慢进展，最终将发展为慢性肾衰竭的一组肾小球疾病。由于本组疾病的病理类型及病期不同，主要临床表现可呈多样化，其诊断不完全依赖于病史的长短。我国以 IgA 肾病最多见。各种继发性肾病以及遗传性肾病也可表现为慢性肾炎综合征。慢性肾炎综合征持续数年，甚至数十年后，肾功能逐渐恶化并出现相应的临床表现（如血压增高、贫血等），最终发展至慢性肾衰竭。病变进展速度个体差异很大，病理类型是决定肾功能进展快慢的重要因素（如系膜毛细血管性肾小球肾炎进展较快，膜性肾病进展较慢）。血压控制不好及持续大量蛋白尿者，肾功能恶化较快，但也与是否重视保护肾脏及治疗是否恰当有关。慢性肾炎综合征主要病因是慢性肾小球肾炎（慢性肾炎），因此，本节主要介绍慢性肾炎。

（二）临床表现

慢性肾炎可发生于任何年龄，但以青、中年男性为主。起病方式和临床表现多样。多数起病隐袭、缓慢，以血尿、蛋白尿、高血压、水肿为其基本临床表现，可有不同程度肾功能减退，病情迁延、反复，渐进性发展为慢性肾衰竭。其临床起病特点有如下三个。

（1）隐匿起病。有的患者可无明显临床症状，偶有轻度浮肿，血压可正常或轻度升高。多通过体检发现此病。

（2）慢性起病。患者可有乏力、疲倦、腰痛、纳差；眼睑和（或）下肢水肿，伴有不同程度的血尿或蛋白尿，部分患者可表现为肾病性大量蛋白尿。也有患者以高血压为突出表现，伴有肾功能正常或不同程度受损（内生肌酐清除率下降或轻度氮质血症）。

（3）急性起病。部分患者因劳累、感染、血压增高、水与电解质紊乱使病情呈急性发作，或用肾毒性药物后病情急骤恶化，经及时去除诱因和适当治疗后病情可一定程度缓解。

（三）实验室检查

1. 尿常规

尿蛋白常在 $1 \sim 3$ g/d。尿沉渣镜检为肾小球源性血尿，可见管型。

2. 血常规和生化检查

血常规：变化不明显，肾功能不全者可见正色素红细胞性贫血，白细胞计数多正常。

肾功能：病变早期尿素氮和血肌酐可在正常范围，随病情发展可有不同程度的增高。

血清补体：C3 始终正常或持续降低 8 周以上不能恢复。

3. B 型超声检查

早期肾脏大小正常，晚期可出现双侧对称性缩小，肾皮质变薄或肾内结构紊乱。

4. 肾脏病理慢性肾炎

肾活检表现为各种病理类型的肾小球疾病，病理检查对于指导治疗和估计预后具有重要价值。我国的常见慢性肾炎的类型有系膜增生性肾小球肾炎（包括 IgA 肾病和非 IgA 系膜增生性肾小球肾炎）、局灶节段性肾小球硬化、膜性肾病及系膜毛细血管性肾小球肾炎等。病变后期，均可转化为硬化性肾小球肾炎。不同类型病理变化本身的特点可部分消失。

（四）诊断要点

慢性肾炎的诊断并不完全依赖病史的长短，多数慢性肾炎其病理类型决定其起病即为慢性病程。一般而言，凡有尿检异常（血尿、蛋白尿、管型尿）、水肿及高血压病史，病程迁延，无论有无肾功能损害，均应考虑此病。肾活检病理检查可确诊并有利于指导治疗。

慢性肾炎个体间差异较大，临床表现多样，易造成误诊。应特别注意某一表现突出者，如高血压突出者而易误诊为原发性高血压，增生性肾炎（如 IgA 肾病等）感染后急性发作者易误诊为急性肾炎，应予以鉴别。同时注意除外继发性肾小球肾炎及遗传性肾小球肾炎。

（五）鉴别诊断

1. 无症状性血尿或（和）蛋白尿

临床上轻型慢性肾炎应与无症状性血尿或（和）蛋白尿相鉴别，后者无水肿、高血压和肾功能减退。但某些无症状性血尿或（和）蛋白尿可以转化为慢性肾炎。鉴别有困难者可以进行肾活检。

2．感染后急性肾小球肾炎

有前驱感染并以急性发作起病的慢性肾炎须与此病相鉴别。与感染后急性肾小球肾炎不同之处在于，慢性肾炎急性发作多在短期内（数日）病情急骤恶化，血清 C3 一般无动态变化；此外，二者的转归不同，急性肾小球肾炎 1 ～ 2 月多可自愈。

3．原发性高血压肾损害

慢性肾炎血压明显增高者须与原发性高血压肾损害（即良性肾小动脉性硬化症）鉴别。后者多有高血压家族史，先有较长期高血压，其后再出现肾损害，远曲小管功能损伤（如尿浓缩功能减退、夜尿增多）多较肾小球功能损伤早；尿改变轻微（微量至轻度蛋白尿，可有镜下血尿及管型），常有高血压的其他靶器官（心、脑、视网膜）并发症。

4．继发性肾小球肾炎

如狼疮肾炎、过敏性紫癜肾炎等，依据相应疾病的全身系统表现及特异性实验室检查（自身抗体阳性及其他免疫学异常），一般不难鉴别。

5．奥尔波特综合征（遗传性肾炎）

常为青少年（多在 10 岁之前）起病，患者有阳性家族史（多为性连锁显性遗传），同时有眼（球形晶状体等）、耳（神经性耳聋）、肾（血尿，轻、中度蛋白尿及进行性肾功能损害）异常。

（六）治疗原则及方案

慢性肾炎早期应该针对其病理类型给予相应的治疗，抑制免疫介导炎症、抑制细胞增殖、减轻肾脏硬化，并应以防止或延缓肾功能进行性恶化、改善或缓解临床症状以及防治合并症为主要目的。

可采用下列综合治疗措施：

1．积极控制高血压

控制高血压可以防止肾功能减退或使已经受损的肾功能有所改善，防止心血管合并症，并改善远期预后。

（1）治疗原则。

1）力争达到目标值。如尿蛋白 <1 g/d 者，血压应该控制在 130/80 mmHg 以下；如蛋白尿 ≥ 1 g/d、无心脑血管合并症者，血压应控制在 125/75 mmHg 以下。

2）降压不能过低过快，保持降压平稳。

3）一种药物小剂量开始调整，必要时联合用药，直至血压控制满意。

4）优选具有肾保护作用、能延缓肾功能恶化的降压药物。

（2）治疗方法。

1）非药物治疗：限制饮食钠的摄入，伴高血压患者应限钠（<3 g/d），摄入量控制在 80 ～ 100 mmoL，降压药物应该在限制钠饮食的基础上进行；调整饮食蛋白质与含钾食物的摄入；戒烟，限制饮酒；减肥；适当锻炼等。

2）药物治疗：常用的降压药物有血管紧张素转换酶抑制剂（ACEI）、血管紧张素Ⅱ受体拮抗剂（ARB）、长效钙通道阻滞剂（CCB）、利尿剂、β 受体阻滞剂等。由于 ACEI 与 ARB 除具有降低血压作用外，还有减少尿蛋白和延缓肾功能恶化的肾保护作用，应优选。使用 ACEI 与 ARB 类药物应该定期检测血压、肾功能和血钾。部分患者首次应用 ACEI 与 ARB 2 周左右出现血肌酐升高，需要检查有无危险因素，如果未超过基础水平的 30%，仍然可以继续应用；有双侧肾动脉狭窄者禁用。肾功能不全患者应用 ACEI 与 ARB 要慎重，尤其要注意防止高血钾症。少数患者应用 ACEI 有持续性干咳的不良反应，可以换用 ARB 类。

2. 减少尿蛋白并延缓肾功能的减退

蛋白尿与肾脏功能减退密切相关，因此应该严格控制。ACEI 与 ARB 具有降低尿蛋白作用，其用药剂量常需要高于其降压所需剂量，但应预防低血压的发生。

3. 限制食物中蛋白及磷的摄入

低蛋白与低磷饮食可以改善肾小球高压、高灌注与高滤过状态，延缓肾小球硬化，根据肾功能的状况给予优质低蛋白饮食，保证进食优质蛋白质（动物蛋白为主），蛋白摄入量限制在 0.6 g/kg·d。在进食低蛋白饮食时，应适当增加碳水化合物的摄入，同时适当辅以 α-酮酸或肾必需氨基酸，以满足机体生理代谢所需要的热量，防止负氮平衡。限制蛋白摄入量后同样可以达到低磷饮食的作用。

4. 避免加重肾损害的因素

感染、低血容量、脱水、劳累、水电解质和酸碱平衡紊乱、妊娠及应用肾毒性药物（如氨基糖苷类抗生素、含有马兜铃酸中药、非甾体抗炎药、造影剂等），均可能损伤肾，应避免使用或者慎用。

5. 糖皮质激素和细胞毒药物

由于慢性肾炎是包括多种疾病在内的临床综合征，其病因、病理类型及其程度、临床表现和肾功能等差异较大，是否应用糖皮质激素和细胞毒药物应根据病因及病理类型确定。

6. 其他

抗血小板聚集药、抗凝药、他汀类降脂药、中药也可以使用。

（七）预防原则

预防感染、定期体检查尿液及肾功能。

（八）出院标准

症状好转，肾功能稳定，原发病控制。

第三章　IgA 肾病

一、概述

IgA 肾病（IgA nephropathy，IgAN）是指肾小球系膜区以 IgA 或 IgA 沉积为主的肾小球疾病，是目前世界范围内最常见的原发性肾小球疾病。IgA 肾病的发病有明显的地域差别，在欧洲和亚洲占原发性肾小球疾病的 15% ～ 40%，是我国最常见的肾小球疾病，约占原发性肾小球疾病的 45.3%，也是终末期肾病（ESRD）的重要病因。IgA 肾病可发生于任何年龄，但以 20 ～ 30 岁男性为多见。

二、临床表现

（一）无症状性血尿

无症状性血尿，伴或不伴轻度蛋白尿（＜1 g/d），肾功能正常。单纯血尿 IgAN 患者不同人种预后不同，肾活检时蛋白尿程度与临床缓解有显著关联。需长期随访观察，部分患者可能出现病变进展。

（二）反复发作肉眼血尿

多于上呼吸道感染后 3 天内发病，出现全程肉眼血尿，儿童和青少年（80% ～ 90%）较成人（30% ～ 40%）多见，多无伴随症状，少数患者有排尿不适或腹痛等。一般认为肉眼血尿程度与疾病严重程度无关。在肉眼血尿消失后，常遗留下无症状性血尿，伴或不伴轻度蛋白尿。

（三）慢性肾炎综合征

常表现为镜下血尿、不同程度蛋白尿（＞1 g/d 且 ＜3.5 g/d），而且因病情进展常出现高血压、水肿及肾功能异常，病程呈慢性进展性。

（四）肾病综合征

此类综合征并不少见。对该类患者首先检测电镜结果评估是否是 IgAN 合并微小病变型肾病，若是 IgAN 合并微小病变型肾病，临床表现、治疗及转归均与微小型肾病相似。另一部分肾病综合征患者，常伴有高血压和（或）肾功能减退，肾脏病理改变重，这类 IgAN 治疗比较困难，预后较差。

（五）急性肾损伤

在如下情况可以出现急性肾损伤：

1. 急进性肾炎

临床呈现血尿、蛋白尿、水肿及高血压等表现，肾功能迅速恶化，很快出现少尿或无尿，肾组织病理检查为新月体肾炎；常伴有肾病综合征。

2. 急性肾小管损害

多由肉眼血尿引起，与红细胞管型阻塞肾小管及红细胞破裂释放二价铁离子致氧化应激反应损伤肾小管相关；常为一过性轻度急性肾损伤。

3. 恶性高血压

IgAN 患者血压控制不佳时，较容易发展成恶性高血压，伴随出现急性肾损伤。

三、实验室检查

尿液检查可表现为镜下血尿或肉眼血尿，以畸形红细胞为主；约60% 的患者伴有不同程度蛋白尿，有些患者可表现为肾病综合征（24 小时尿蛋白定量＞3.5 g）。30%～50% 患者伴有血 IgA 增高，但与疾病的严重程度及病程不相关。血清补体水平多数正常。

四、病理分级及分型

（一）Lee 病理学分级系统（见表 3 - 1）

表 3 - 1 Lee 病理学分级系统（1982 年）

分级	肾小球病变	肾小管—肾间质病变
I	多数正常，偶尔轻度系膜增宽（节段）伴/不伴细胞增生	无
II	＜50% 的肾小球呈现局灶性增生和硬化，罕见小新月体	无

续表 3-1

分级	肾小球病变	肾小管—肾间质病变
Ⅲ	弥漫系膜细胞增生和基质增宽（偶尔局灶节段），偶见局灶小新月体和粘连	肾间质水肿，偶见细胞浸润，罕见肾小球萎缩
Ⅳ	显著的弥漫系膜细胞增生和硬化，<45%的肾小球出现新月体，常见肾小球硬化	肾小球萎缩，肾间质炎症和纤维化
Ⅴ	病变性质类似Ⅳ级，但更重，肾小球新月体形成≥45%	类似Ⅳ级病变，但更重

（二）IgAN 牛津分型（见表 3-2）

表 3-2　IgAN **牛津分型**（2017 年）

病理指标	定义	评分
系膜细胞增殖（M）	<4 系膜细胞/系膜区 =0 4～5 系膜细胞/系膜区 =1 6～7 系膜细胞/系膜区 =2 ≥8 系膜细胞/系膜区 =3 系膜细胞增殖积分为所有肾小球的平均值	M0≤0.5，M1＞0.5（PAS染色：≥50%的肾小球系膜区可见＞3 个系膜细胞，则定义为M1）
肾小球节段硬化（S）	任何不同程度的袢受累，包括肾小球节段硬化/粘连	S0 无，S1 有
毛细血管内增殖（E）	毛细血管内皮细胞增殖致袢腔狭小	E0 无，E1 有
肾小球萎缩/间质纤维化（T）	肾皮质小管萎缩/间质纤维化	T0（0～25%）；T1（26%～50%）；T2（＞50%）
新月体（C）	毛细血管外细胞增多，至少有 2 层细胞	C0：无新月体； C1：0～25% 新月体； C2：≥25% 新月体

五、诊断要点

年轻患者出现镜下血尿和（或）蛋白尿，尤其是与上呼吸道感染有关的血尿，临床上应考虑 IgA 肾病的可能。本病的确诊有赖于肾活检免疫病理检查。免疫荧光（或免疫组化）检查见 IgA 或 IgA 为主的免疫球蛋白伴补体 C3 呈颗粒状于肾小球系膜区或系膜及毛细血管壁沉积，并除外过敏性紫癜肾炎、肝硬化性肾小球疾病、强直性脊柱炎肾损害及银屑病肾损害等继发性 IgAN，诊断即能成立。

六、鉴别诊断

（一）急性链球菌感染后肾炎

此病潜伏期较长（7 ～ 21 天），有自愈倾向。IgAN 潜伏期短，呈反复发作，结合实验室检查 IgAN，可有血 IgA 水平增高，而急性链球菌感染后肾炎常有血 C3 水平的动态变化、抗链球菌溶血素 O（ASO）阳性等，尤其肾活检可资鉴别。

（二）非 IgA 系膜增生性肾炎

与肾病综合征为主要表现的 IgAN 极为相似，确诊有赖于肾活检，IgAN 以 IgA 沉积为主，而非 IgAN 常以 IgM 或 IgG 沉积为主，沉积于系膜区或系膜及毛细血管壁。

（四）其他继发性系膜 IgA 沉积

如紫癜性肾炎、慢性肝病肾损害等，相应的病史及实验室检查可资鉴别。

（五）薄基底膜肾病及奥尔波特综合征等遗传性肾小球疾病

临床表现为持续性镜下血尿，多有阳性家族史，肾活检免疫荧光检查 IgA 阴性。电镜检查见到各自特殊的肾小球基底膜病变。

（六）Ⅰ型或Ⅲ型急进性肾炎

急进性肾炎为主要表现者需鉴别，血清抗体检验及肾组织免疫病理检查是鉴别关键。

（七）泌尿系统感染

易与尿中红细胞、白细胞增多的 IgAN 混淆，但泌尿系统感染常有尿频、尿急、尿痛、发热、腰痛等症状，尿培养阳性，而 IgAN 患者反复中段尿细菌培养阴性，抗生素治疗无效。

七、治疗原则及方案

（一）一般性治疗

1. 生活方式调整及其他

如低盐、低脂饮食，避免劳累和使用肾毒性药物；戒烟，控制代谢综合征和高尿酸血症、肥胖和高脂血症等；必要时可不依赖是否存在代谢性酸中毒而经验性给予碳酸氢钠片治疗。另外，定期检测蛋白尿、血压、肾功能等变化情况，及时调整治疗方案。

2. 控制血压

血压是 IgAN 进展的独立危险因素，良好的血压控制是基础治疗。KDIGO 指南推荐一般情况下血压应不超过 130/80 mmHg，对尿蛋白 > 1 g/d 者，血压控制在 125/75 mmHg。首选血管紧张素转换酶抑制剂（ACEI）/血管紧张素Ⅱ受体拮抗剂（ARB）治疗，可逐渐增减剂量。对于血压正常的 IgAN 患者，充分的 ACEI/ARB 亦是治疗 IgAN 的关键。

3. 扁桃体切除

扁桃体 B 淋巴细胞可能参与 IgAN 糖基化异常过程。2021 年改善全球肾脏病预后组织（KDIGO）指南建议不要因为 IgAN 而常规实施扁桃体切除。对于扁桃体炎发作导致肉眼血尿或尿检异常加重的患者，建议行扁桃体切除。

（二）免疫抑制治疗

1. 糖皮质激素治疗

2021 年 KDIGO 指南建议 IgAN 用 ACEI 或 ARB 充分治疗 3 ～ 6 个月，尿蛋白仍持续 > 1 g/d 且 GFR ≥ 30 mL/（min·1.73m^2）的患者，建议考虑给予 6 个月糖皮质激素治疗。治疗前应与患者，特别是 eGFR < 50 mL/（min·1.73m^2）的患者，讨论治疗中出现毒副作用的重大风险。主要包括两种方案：

（1）在第 1、3、5 个月最初 3 天予以 1 g 甲泼尼龙静脉冲击治疗，后续予以隔日口服强的松 0.5 mg/（kg·d）治疗 6 个月。

（2）起始 0.8 ～ 1 mg/（kg·d）治疗 2 个月，后续 4 个月中每个月减少 0.2 mg/（kg·d）。

2. 免疫抑制剂治疗

IgA 肾病验证（VALIGA）研究提出 M1 和 E1 病变可能对免疫抑制剂

治疗有效，对于 IgAN 患者，若存在 M1 和 E1 病变，应考虑选择免疫抑制剂治疗。eGFR ＞50 mL／（min·1.73 m^2）时可选择，eGFR 在 30 ～ 50 mL／（min·1.73 m^2）时无明确定论，eGFR ＜30 mL／（min·1.73 m^2）时不推荐使用免疫抑制剂。

（1）激素联合环磷酰胺或硫唑嘌呤副作用较大，联合治疗更容易出现严重感染，2021 年 KDIGO 制定的《肾小球肾炎临床实践指南》建议，除非 IgAN 为新月体肾炎肾功能迅速减退，否则不应用激素联合环磷酰胺或硫唑嘌呤。IgAN 患者 eGFR ＜30 mL／（min·1.73 m^2）时，若非新月体肾炎肾功能迅速减退，不用免疫抑制剂治疗。

（2）吗替麦考酚酯（MMF）。目前对 MMF 治疗 IgAN 能否降低尿蛋白尚无定论，造成这种结果差异的原因可能与种族、MMF 剂量或者其他影响因素相关。2021 年 KDIGO 提出，对考虑使用糖皮质激素的中国患者，MMF 可以用于减少糖皮质激素用量，对非中国患者，缺乏充分证据支持MMF 使用。

（3）雷公藤。部分研究认为，雷公藤总苷治疗 IgAN 可降低蛋白尿，但证据级别较低。需注意雷公藤的性腺抑制、骨髓抑制、肝损害及胃肠道反应等毒副作用。

（4）羟氯喹。对中国患者，经最佳支持治疗后仍存在慢性肾脏病（CKD）进展的高危患者，2021 年 KDIGO 指南推荐使用。而非中国患者缺乏充分证据支持使用。

八、预防原则

适当运动提高免疫力，预防感染，避免过度劳累。

九、出院标准

症状好转，蛋白尿及肾功能好转或者稳定。

第四章 膜性肾病

一、概述

膜性肾病（membranous nephropathy，MN）是以肾小球基底膜（GBM）外侧、上皮细胞下免疫复合物沉积伴 GBM 弥漫增厚为病理特征的一组疾病。MN 可分为特发性膜性肾病（idiopathic membranous nephropathy，IMN）和继发性膜性肾病（secondary membranous nephropathy，SMN）两大类，后者多由自身免疫性疾病、感染、肿瘤、药物等引起，病因未明者称之为 IMN。

二、临床表现

水肿常见，可逐渐加重，80% 以上患者表现为肾病综合征，其余可表现为无症状蛋白尿，并可伴有镜下血尿，20% ～ 40% 患者有高血压。多数患者起病时肾功能正常，但部分表现为慢性肾炎综合征的 MN 患者可进展成为终末期肾病。

本病可出现肾病综合征的各种并发症，尤其是血栓、栓塞并发症，常见于下肢静脉血栓、肾静脉血栓及肺栓塞，发生时常表现为单侧下肢肿胀；胸闷、气短、咯血；腰痛、肉眼血尿、B 超发现一侧肾肿大，以及其他原因不能解释的急性肾损伤均应考虑血栓、栓塞并发症。

三、实验室检查

一般实验室检查可表现为大量蛋白尿（24 小时定量 ＞3.5 g/d），低蛋白血症（人血白蛋白 ＜30 g/L），伴高脂血症的肾病综合征表现。合并急性血栓事件时，D – 二聚体显著升高。

IMN 患者出现足细胞抗原的组织学和血清学异常，即 M 型磷脂酶 A2 受体（PLA2R，70% ～ 80% 的病例由其致病）及 1 型血小板反应蛋白 7A

域（THSD7A，5%～10% 的病例由其致病），其自身抗体免疫球蛋白分子都以 IgC4 为主。病理检测 PLA2R、THSD7A 及 IgG 亚类（IgG1 至 IgG4）的免疫荧光或免疫组化检查，绝大多数的 IMN 病例都能见到 PLA2R 或 THSD7A 伴随占优势的 IgG4（可伴或不伴较弱的其他 IgG 亚类）呈细颗粒样在肾小球毛细血管壁沉积。

四、诊断要点

（1）符合肾病综合征伴抗磷脂酶 A2 受体抗体阳性，排除其他继发因素可诊断 IMN。

（2）完善肾脏病理检查的患者，符合以下特征：肾小球基底膜外侧、上皮细胞下免疫复合物沉积伴 GBM 弥漫增厚。对于 IMN，其病理特点符合光学显微镜检查示肾小球呈弥漫性病变，毛细血管壁增厚，上皮侧可见嗜复红蛋白沉积并常出现"钉突"或"链环"样病变。免疫荧光显微镜检查可见 IgG 及补体 C3 沿肾小球毛细血管壁呈细颗粒样沉积。电子显微镜检查于上皮下可见排列较整齐、大小较均一的电子致密物，伴肾小球足突广泛融合。

五、治疗原则及方案

主要是针对原发性 MN（继发性 MN 以对因治疗及肾病综合征的对症治疗为主）。

（一）治疗前的风险评估

根据风险分层决定治疗方案，见表 4－1：

表 4－1　膜性肾病风险分层

低风险	eGFR 正常，蛋白尿 <3.5 g/d 和（或）人血白蛋白 >30 g/L
中风险	（1）eGFR 正常，蛋白尿 >4 g/d 或使用 ACEI/ARB 保守治疗 6 个月后蛋白尿下降≤50%； （2）PLA2Rab <50 RU/mL； （3）轻度低分子量蛋白尿； （4）筛选系数 <0.15； （5）尿 IgG <250 mg/d

续表 4-1

高风险	(1) eGFR <60 mL/min/1.73 m²； (2) 蛋白尿 >8 g/d 持续 6 个月以上； (3) PLA2Rab >150 RU/mL； (4) 大量的低分子量蛋白尿； (5) 尿 IgG >50 mg/d； (6) 筛选系数 >0.20
极高风险	(1) 危及生命的肾病综合征； (2) 无法用其他原因解释的肾功能快速恶化； (3) 间隔 6～12 个月在两次尿标本中检测到大量低分子量蛋白尿

（二）评估后对中高和极高风险患者启动治疗（图 4-1、图 4-2）

1. 糖皮质激素及免疫抑制剂治疗

初始治疗为期 6 个月，甲泼尼龙 0.5～1 g/d 静脉滴注 3 天，接着口服 0.5 mg/(kg·d)×27 d 后，改为口服环磷酰胺(CTX)2 mg/(kg·d)×30 d，上述治疗交替 3 次。一般采用足量糖皮质激素联合口服环磷酰胺 100 mg/d（累积量 8～12 g）的疗法，或使用环磷酰胺每月冲击疗法（0.8～1.0 g/月，不良反应可能更明显）。

2. 钙调磷酸酶抑制剂（CNI）

符合初始治疗标准，但又不愿接受糖皮质激素/烷化剂治疗的或存在禁忌的患者使用环孢素或他克莫司至少 6 个月。推荐剂量：环孢素 2～2.5 mg/(kg·d)，药物谷浓度 100 μg/L 左右；或他克莫司 0.05 mg/(kg·d)，药物谷浓度 5 μg/L 左右。在有糖皮质激素禁忌证时，可以尝试单用环孢素或他克莫司。建议经 6 个月治疗后仍未达到部分缓解，应停止使用 CNI。如果达到完全或部分缓解，且没有严重的 CNI 相关肾毒性发生，则建议在 4～8 周内将 CNI 的剂量减至初始剂量的 50%，全疗程至少 12 个月。

3. 利妥昔单抗（RTX）

每周静脉注射 1 次 375 mg/m²，共 4 次；或每 2 周注射 1 次 1 g，共 2 次；以后监测 B 细胞计数，若回升超过 5 个/mm³，及时补加 1 次的剂量。

4. 中医药治疗

雷公藤总苷片，60 mg/d，分 2～3 次口服，3 个月后缓慢减量，总疗程1年。

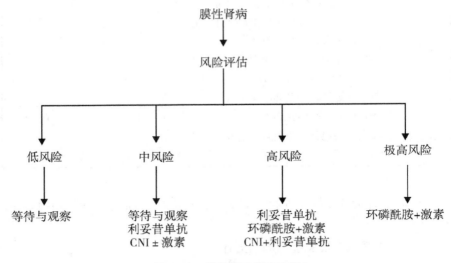

图4-1　膜性肾病诊治流程

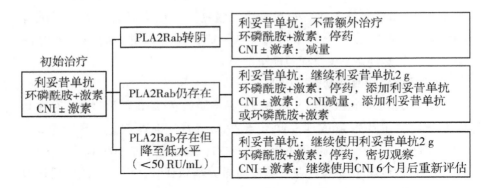

图4-2　膜性肾病治疗6个月后评估流程

（三）对症治疗

对于肾病综合征持续存在的患者，可予血管紧张素转换酶抑制剂（ACEI）或血管紧张素 AT 受体阻断剂（ARB）减少尿蛋白排泄，并予调血脂药物改善高脂血症。

（四）并发症防治

（1）膜性肾病容易发生血栓及栓塞并发症，因此在其肾病综合征未缓解时一定要认真预防血栓发生，除给予抗血小板药物外，在人血白蛋白＜25 g/L 时，应予抗凝药物预防血栓。防止利尿过度及治疗高脂血症预防血栓形成。

（2）膜性肾病患者多为中老年患者，进行免疫抑制治疗时，需要注意预防感染，一旦发生应积极治疗。

（3）中老年膜性肾病患者，尤其应用激素治疗时间较久时，还需要预防激素导致骨质稀疏，可以配合服用维生素 D 或骨化三醇及钙片预防。

（4）针对继发性 MN，积极治疗原发病，如 SLE 患者控制狼疮活动、乙肝患者抗病毒治疗、肿瘤患者的对因治疗等。

（5）IMN 的病理改变无法完全逆转治愈，病情活动度以动态监测抗磷脂酶 A2 受体抗体水平等评估疾病缓解程度，必要时调整治疗。

（6）膜性肾病治疗后复发的治疗选择（表 4 - 2）。

表 4 - 2　治疗后复发的治疗选择

起始治疗	缓解后复发
利妥昔单抗	重复利妥昔单抗
钙调磷酸酶抑制剂 ± 激素	利妥昔单抗 钙调磷酸酶抑制剂 ± 利妥昔单抗
环磷酰胺 + 激素	环磷酰胺 + 激素 利妥昔单抗 ± 钙调磷酸酶抑制

六、预防原则

预防感染，避免接触重金属等毒物。

七、出院标准

症状好转，蛋白尿及肾功能稳定或者好转。

第五章　狼疮性肾炎

一、概述

系统性红斑狼疮（systemic lupuserythematosus，SLE）是自身免疫介导的，以全身多系统和脏器受累、反复的复发与缓解、体内存在大量自身抗体为主要临床特点的弥漫性结缔组织病。狼疮性肾炎（lupus nephritis，LN）是 SLE 最常见的严重并发症之一，50% ～ 70% 的 SLE 患者可出现肾脏受累的临床表现。几乎所有 SLE 患者肾活检均能发现肾脏病理学改变。LN 临床表现多样，包括血尿、蛋白尿、肾炎综合征、肾病综合征、急性和慢性肾衰竭等。

二、病理表现

（一）免疫病理表现

狼疮性肾炎（LN）的免疫病理表现主要体现为肾小球内多种免疫球蛋白（IgG、IgM、IgA）和补体成分（C3、C1q 等）的沉积。这些免疫复合物在肾脏的沉积是 LN 发病的重要机制之一。在免疫荧光检测中，这些免疫球蛋白和补体成分可呈现"满堂亮"现象，即整个肾小球或系膜区、毛细血管壁均可见到强烈的免疫荧光染色，且多种成分同时出现。

（二）光学显微镜表现

1. 肾小球基本病变

细胞增生及浸润、新月体形成、纤维素样坏死、肾小球内微血栓、核碎裂及苏木素小体、肾小球硬化。

2. 肾小管及间质基本病变

呈现轻重不等的变性，乃至坏死，灶状、多灶状、大片状乃至弥漫性刷状缘脱落和萎缩均可能出现。肾间质可表现为水肿、炎症细胞浸润和纤维化，浸润的细胞以 CD4 和 CD8 淋巴细胞为主，而且两者的比例与病变的活动性有关，尤以 IV 型 LN 多见。

3. 血管病变

血管内血浆蛋白积聚、内皮细胞肿胀或破坏、管腔狭窄，甚至管腔内出现纤维素、免疫球蛋白、补体积聚而闭塞。

4. 足细胞病变

在 SLE 合并肾病综合征的患者中，单纯的狼疮足细胞病变的发生率为 1% ～ 2%。在光镜下可能表现为正常，但在电镜下可见上皮细胞足突弥漫性消失。

（三）电子显微镜表现

电子致密物沉积。各型 LN 均可见多少不等的电子致密物沉积于肾小球内。一些特殊结构对 LN 有一定的诊断价值：

（1）苏木素小体：这是 LN 特征性的病变，为细胞核变性后核内染色质凝结而成，不常见。

（2）微管状结构：在内皮细胞中可见到微管状结构。

（3）指纹状结构：电子致密物内可出现透明的平行排列的结晶体，呈指纹状结构。

（四）病理分型

狼疮病理表现多样，表 5 - 1 是基于国际肾脏病学会/肾脏病理学会（ISN/RPS）2003 年制定的狼疮性肾炎（LN）病理分型标准。

表 5 - 1　狼疮性肾炎（LN）病理分型标准

分型	病理特征
I 型	正常肾小球或轻微系膜病变
II 型	系膜增生性肾小球肾炎，伴系膜区免疫复合物沉积
III 型（局灶性）（累及 <50% 肾小球）	50% 以下肾小球表现为毛细血管内或血管外节段或球性细胞增生，通常伴有节段内皮下，伴或不伴系膜区免疫沉积物
IV 型（超过 50% 的肾小球受累）	50% 以上肾小球表现为毛细血管内或血管外节段或球性细胞增生，伴弥漫内皮下，伴或不伴系膜区免疫沉积物
V 型	膜性狼疮性肾炎，光镜和免疫荧光或电镜检查显示球性或节段上皮下免疫沉积物，伴或不伴系膜病变

续表 5 - 1

分型	病理特征
VI型	肾小球硬化，伴终末期肾病改变，无活动性狼疮病变

三、临床表现

狼疮性肾炎是系统性红斑狼疮的常见并发症之一，其临床表现多样，取决于肾脏受累的程度和病理类型。以下是狼疮性肾炎常见的临床表现：

（一）全身性红斑狼疮症状

（1）间断发热：患者可能出现不明原因的发热，热型多样。

（2）皮肤损害：表现为颧部红斑（蝶形红斑）、盘状红斑等特异性皮肤病变，以及光过敏现象。

（3）口腔溃疡：口腔内可能出现反复发作的溃疡。

（4）关节炎：多关节受累，表现为关节肿痛、活动受限。

（5）浆膜炎：包括胸膜炎和心包炎，表现为胸痛、胸闷、心包积液等症状。

（6）神经系统异常：如抽搐、精神异常等，可能与狼疮性脑病有关。

（二）肾脏特异性表现

（1）单纯性血尿或蛋白尿：患者可能出现无症状的血尿或蛋白尿，或两者同时出现。

（2）肾炎综合征：表现为血尿、蛋白尿伴水肿或高血压，是狼疮性肾炎最常见的临床表现之一。

（3）肾病综合征：大量蛋白尿、低蛋白血症、水肿及高脂血症为主要表现，部分患者可伴有肾功能减退。

（4）急进性肾炎：表现为血尿、蛋白尿伴肾功能急剧减退。

（5）慢性肾衰竭：长期狼疮性肾炎未得到有效控制，可逐渐进展为慢性肾衰竭，表现为贫血、乏力、恶心、呕吐、水肿等症状。

四、实验室及影像检查

（一）尿常规检查

可见不同程度的尿蛋白、白细胞、红细胞及管型尿。

（二）免疫学检查

当狼疮性皮肤炎患者进行免疫学检查后，其血清多种自身抗体呈现出阳性，如抗核抗体（ANA）、抗双链 DNA 抗体（dsDNA）等，γ-球蛋白显著增高，血循环免疫复合物阳性，低补体血症。

（三）肾功能检查

早期肾功能可能正常或轻度异常，随着病情进展可出现尿素氮、肌酐等指标升高。

（四）血常规检查

了解血液系统受损情况，可表现有贫血、白细胞及血小板减少。

（五）B 超检查

可显示双肾增大或缩小，提示急性或慢性病变。

（六）肾活检

诊断狼疮性肾炎的"金标准"，在最新的 KDIGO、美国风湿病学会（ACR）以及欧洲风湿病防治联合会与欧洲肾脏协会—欧洲透析和移植协会（EULAR/ERA-EDTA）联合发布的指南中，均强调了对出现肾脏受累迹象的 SLE 患者进行肾活检的重要性。特别是对于多次 24 小时蛋白尿持续超过 0.5 g，并伴有肾小球血尿和（或）细胞管型的患者，以及存在无法解释的肾功能下降的情况，肾活检被推荐作为明确诊断、评估疾病活动性和慢性程度的关键手段。通过肾活检，医生能够更准确地指导治疗，预测治疗反应及患者预后。此外，在难治性或缓解后复发的 LN 病例中，重复肾活检不仅能够提供关于疾病活动性和慢性指标变化的额外信息，还有助于识别其他潜在的新发病变，如血栓性微血管病（TMA），从而进一步优化治疗方案。

五、诊断与鉴别诊断要点

在系统性红斑狼疮基础上（诊断标准见表 5-2），出现肾脏损害症状，如持续性蛋白尿（超过 0.5 g/d 或 ＞3＋）、血尿或管型尿（可能含有红细胞或颗粒管型等），则可确诊为狼疮肾炎。狼疮肾炎常常与原发性肾小球疾病混淆，但可以通过检查是否存在多系统、多器官受累表现，以及血清 ANA、抗 dsDNA 抗体、抗 Sm 抗体阳性等指标进行鉴别。SLE 疾病活动指数见表 5-3。

表 5 - 2　2019EULAR/ACR SLE 分类标准

入围标准	ANA 阳性史（Hep2 免疫荧光法 ≥ 1∶80）	
临床领域及标准	定义	权重
全身状况：发热	无其他原因可解释的发热 >38.3 ℃	2
皮肤病变	口腔溃疡	不需要一定是医生观察到的	2
	非疤痕性脱发	不需要一定是医生观察到的	2
	亚急性皮肤狼疮	环形或丘疹鳞屑性的皮疹（常分布在曝光部位）	4
	急性皮肤狼疮	颊部红斑或斑丘疹，有或无光过敏	6
	关节病变：≥2 个关节滑膜炎或≥2 个关节压痛 + ≥30 分钟的晨僵	以关节肿胀和压痛为特征。如 X 线存在骨侵蚀或 CCP 抗体滴度超过 3 倍，则不计该项	6
	浆膜腔积液	胸腔积液或心包积液	5
		急性心包炎	6
血液系统损害	白细胞减少	<4×10⁹/L	3
	血小板减少	<100×10⁹/L	4
	免疫性溶血	（1）存在溶血证据，网织红细胞升高，血红蛋白下降，间接胆红素升高，LDH 升高；（2）库姆斯试验（Coombs test）阳性	4
肾脏病变	蛋白尿 >0.5 g/24 h	收集的 24 小时尿液蛋白定量 >0.5 g 或尿蛋白肌酐比值提示 24 小时尿蛋白 >0.5 g	4
	肾穿病理符合狼疮肾炎	Ⅱ 或 Ⅴ 型狼疮肾炎	8
		Ⅲ 或 Ⅳ 型狼疮肾炎	10
免疫学领域及标准	抗磷脂抗体方面	抗心磷脂抗体 IgG >40 GPL 单位或抗 β2 GP1IgG >40 单位或狼疮抗凝物阳性	2
	补体方面	低 C3 或低 C4	3
		低 C3 和低 C4	4
	高度特异抗体方面	抗 dsDNA 抗体阳性	6
		Sm 抗体阳性	6

对于每条标准，均需要排除感染、恶性肿瘤、药物等原因；既往符合某标准可以计分；标准不必同时发生；至少符合一条临床标准；在每个方面，只取最高权重标准得分计入总分。总分≥10分可以分类诊断SLE。

表5-3　SLEDAI—2000评分

临床表现	积分	临床表现	积分
癫痫发作	8	蛋白尿	4
精神症状	8	脓尿	4
器质性脑病	8	脱发	2
视觉受损	8	新出现皮疹	2
颅神经异常	8	黏膜溃疡	2
狼疮性头痛	8	胸膜炎	2
脑血管意外	8	心包炎	2
脉管炎	8	低补体	2
关节炎	4	抗dsDNA升高	2
肌炎	4	发热	1
管型尿	4	血小板减少	1
血尿	4	白细胞减少	1

注：患者近10天表现积分，0～6分无活动或轻度活动；7～12分中度活动；>12分重度活动。

六、治疗原则及方案

活动性LN的治疗被明确地分为两个阶段：诱导期和维持期。在诱导治疗阶段，我们的首要目标是针对SLE的急性活动性病变进行干预，力求迅速抑制免疫介导的炎症反应，降低对器官组织的损伤，并防止疾病向慢性化方向发展。LN的缓解标准通常包括血清补体的正常化，抗dsDNA抗体的转阴或维持低滴度水平，无SLE肾外表现，尿液中的蛋白含量低于0.3 g/d，红细胞、白细胞和管型转阴，以及肾功能的正常。而进入维持治疗阶段后，重点在于稳定SLE的病情，巩固治疗效果，并努力防止疾病的复发。尽管维持治疗的时长尚未有明确的定论，但对于众多LN患者而言，这一阶段的治疗可能需要持续3～5年，甚至更长时间。各型

LN 的治疗流程见图 5 - 1 至图 5 - 3。

（一）非药物治疗

包括防晒、戒烟、定期锻炼、健康均衡饮食，以及保护骨质健康对于长期预后都非常重要。

（二）药物治疗

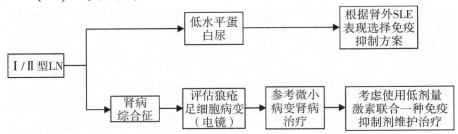

图 5 - 1　I / II 型 LN 治疗流程

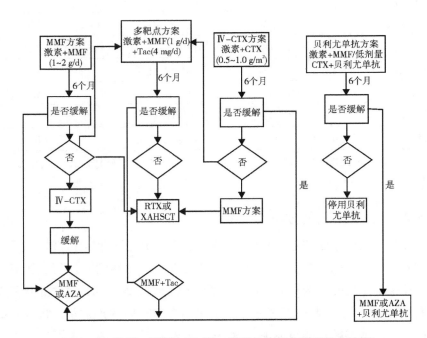

图 5 - 2　III 型、IV 型和 III / IV + V 型的治疗方案及治疗流程

注：RTX：CD20 单抗；AHSCT：自体外周造血干细胞移植；Tac：他克莫司；MMF 推荐剂量：诱导治疗 1.5 ～ 2 g/d，维持治疗 0.5 ～ 1.5 g/d。

III 型和 IV 型 LN：推荐 MMF、多靶点、CTX 方案作为初始诱导治疗，MMF 和 CTX 方案诱导缓解后优先选择 MMF 维持，多靶点诱导缓解后继续多靶点维持治疗。

III + V 型和 IV + V 型 LN：优先选择多靶点方案诱导和维持。

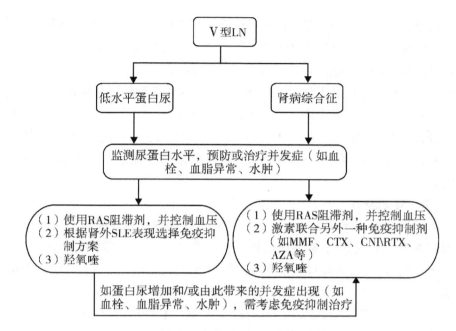

图5－3 Ⅴ型LN治疗流程

1. 糖皮质激素

激素治疗在SLE（包括LN）的治疗策略中占据重要位置，分为常规口服治疗和大剂量冲击治疗两种方式。对于SLE的一般性活动患者，常规口服治疗是首选，如使用泼尼松或泼尼松龙，起始剂量设定为1 mg/（kg·d），之后根据病情逐渐减至维持剂量（≤5 mg/d）。而大剂量冲击治疗则主要针对重症SLE患者，特别是那些病情急剧恶化的患者群体。这包括但不限于Ⅳ型LN患者肾功能迅速下降、中枢神经狼疮导致神经精神症状、狼疮性心肌炎伴有严重心律失常，以及血液系统受累导致的严重血小板减少、白细胞减少或严重贫血等情况。这种冲击治疗能够迅速抑制狼疮活动，使患者病情得到缓解。常用的方法是甲泼尼龙静脉点滴，每次剂量在0.5～1.0 g，每日或隔日进行1次，通常一个疗程包括3次治疗，根据患者具体病情，可以选择进行1～2个疗程的治疗。

2. 羟氯喹

抗疟药物羟氯喹（hydroxychloroquine，HCQ）能够有效阻断抗原的呈递过程，进而调节免疫反应，并抑制炎性细胞因子的产生，从而达到缓解炎症反应的目的。基于这些显著的治疗效果，羟氯喹已被广泛应用于SLE

的治疗方案中。欧洲风湿病防治联合会（EULAR）发布的指南明确指出，若无明确的禁忌证，所有类型的 LN 患者均应考虑使用羟氯喹进行治疗。目标剂量 5 mg/（kg·d），部分中重度疾病活动患者，HCQ 用量超过 5 mg/（kg·d）（但是不超过 400 mg/d），在疾病控制后尽快降低剂量。在临床实践中通常每日 2 次服药，每次剂量在 0.1～0.2 g。羟氯喹对血象和肝肾功能影响较小，但其主要副作用为视力减退。因此，在服用羟氯喹期间，患者应定期进行眼科检查，以确保早期发现和处理可能的视力问题。

3. 环磷酰胺

环磷酰胺（cyclophosphamide，CTX）是一种细胞毒药物，具有免疫抑制作用，特别是对 B 细胞的抑制，与激素联合治疗活动性 LN（Ⅲ/Ⅳ±V）。CTX 可常规口服治疗或大剂量静脉滴注治疗。CTX 口服的常用剂量为 1～1.5 mg/（kg·d），成人常为 100 mg/d，一般认为累积剂量达 8～12 g 即停药。大剂量 CTX 静脉滴注治疗的方案如下：每次 0.5～1 g/m²，每月 1 次，共 6 次；CTX 在使用中主要副作用包括对骨髓抑制（表现为外周血白细胞数量的减少，肾衰竭时发生率更高，此时要适当减少药物剂量）、中毒性肝炎、胃肠不适等消化系统反应、性腺抑制（男性为主）、脱发和出血性膀胱炎等。在长时间用药或药物累积量过大的情况下，CTX 还有可能诱发肿瘤。

4. 吗替麦考酚酯

吗替麦考酚酯（MMF）是一种新型免疫抑制剂，因抑制 T 淋巴细胞、B 淋巴细胞增殖而发挥免疫抑制作用。对于应用 CTX 治疗疗效欠佳者或出现毒副作用不能耐受者均可改用 MMF。一般均与糖皮质激素联合应用，成人诱导期治疗剂量一般为 1.5～2.0 g/d，维持期治疗剂量 0.5～1.5 g/d。有条件时可监测药物浓度作治疗参考。

MMF 的不良反应主要有：

（1）胃肠道反应如腹痛、腹胀、腹泻、呕吐和食欲不振，此时可以暂时将 MMF 减量，待症状缓解后再逐渐加到全量。

（2）感染是 MMF 治疗中最严重的不良反应。带状疱疹病毒、巨细胞病毒等病毒感染，细菌及真菌感染较常见，对卡氏肺孢子菌病感染严重可以致死，须予以重视。

（3）骨髓抑制：少见。

（4）肝功能异常：血清转氨酶升高。

5. 钙调磷酸酶抑制剂

钙调磷酸酶抑制剂能够选择性抑制 T 辅助细胞及 T 细胞毒细胞效应，从而发挥免疫抑制作用，常见药物包括他克莫司及环孢素 A。

他克莫司是一种新型的免疫抑制剂，临床上他克莫司的起始用量为 0.05 ～ 0.1 mg/（kg·d），分 2 次空腹服用。用药期间须每月监测血药浓度，目标谷浓度一般为 4 ～ 8 ng/mL，如果超过此值或出现明显不良反应时应减量。6 个月后如病情缓解，应逐步减少剂量。若与糖皮质激素联合治疗，后者的起始剂量应减半，如泼尼松 0.5 mg/（kg·d）。他克莫司的不良反应包括：肾毒性、肝毒性、高血压、震颤、高钾血症等，另外还可以引起血糖升高，但是牙龈增生及多毛症罕见。其毒副作用与药物剂量相关，因此治疗过程中应密切监测血药浓度。

CsA 常用剂量为 3 ～ 5 mg/（kg·d），分 2 次口服，服药期间需监测并维持其血浓度谷值为 100 ～ 200 ng/mL。出现明显疗效后，缓慢减量至维持量 1.0 ～ 1.5 mg/（kg·d），必要时可服 1 ～ 2 年。CsA 若与糖皮质激素联合治疗，后者的起始剂量应减半，如泼尼松 0.5 mg/（kg·d）。CsA 的主要不良反应包括肾毒性（急性和慢性）、肝毒性、高血压、高尿酸血症、震颤、多毛症和牙龈增生，偶见高钾血症。急性肾毒性多与起始剂量过高相关，停药后可恢复；慢性肾毒性为不可逆性，需警惕。临床应用时需监测血清肌酐，升高 30% 时应考虑减量或停药。

6. 硫唑嘌呤

硫唑嘌呤（azathioprine，AZA）主要抑制 T 淋巴细胞介导的免疫反应，为具有免疫抑制作用的抗代谢药物，可用于 LN 的维持治疗，剂量为 1 ～ 2 mg/（kg·d）。不良反应主要包括骨髓抑制、胃肠道反应、肝损害等。用药期间须严密监测外周血白细胞变化，警惕发生重度骨髓抑制。

7. 多靶点疗法

LN 的免疫介导炎症发病机制非常复杂，单独用一种药物，专攻某一种病变很难全面奏效。由他克莫司、MMF 和激素组成的多靶点治疗与激素联合 CTX 作为 LN 诱导期治疗，既往研究显示远期缓解率相似，但多靶点方案不良反应减少。

8. B 淋巴细胞靶向生物制剂治疗

经激素和（或）免疫抑制剂治疗效果不佳、不耐受或复发的 SLE 患者，可考虑使用生物制剂进行治疗，常用的贝利尤单抗和利妥昔单抗的具体作用机制及用法用量见表5-4。

表5-4　常用生物制剂的作用机制、用法用量

药物名称	作用机制	用法用量	优势	重要不良反应
贝利尤单抗	靶向结合可溶性人BLyS，通过阻断其与B细胞受体结合，主要抑制过渡和成熟B细胞的存活与分化，从而抑制自身抗体的产生	静脉输注给药，10 mg/kg，前3次每2周给药1次，随后每4周给药1次	能改善患者的血清学指标，降低严重复发风险及减少激素用量。对目前常规治疗控制不佳的患者，可考虑使用	常见不良反应为感染、头痛和恶心
利妥昔单抗	靶向结合 CD20，导致 $CD20^+$ B 细胞凋亡	静脉注射给药。用法一：1000 mg，隔周1次，共2次；用法二：每次 375 ng/m^2，每周1次，连续4次	对顽固性狼疮肾炎和血液系统受累的患者，可控制病情，减少激素用量	常见不良反应包括感染、输液反应等

七、出院标准

症状好转，蛋白尿及肾功能稳定或者好转。

第六章　急性肾损伤

一、概述

急性肾损伤（AKI）是以各种原因引起的肾功能迅速下降为临床表现的综合征，可累及多器官和系统，它包含了急性肾衰竭（ARF）。AKI可以分为肾前性、肾性及肾后性三大类。AKI尤其已发展至ARF时，必须及时实施治疗，包括需要的透析治疗，否则可能危及生命。少数AKI患者在病情缓解后仍可能演变为慢性肾脏病。

二、临床表现

AKI临床表现差异大，与病因和所处临床分期不同有关，明显的症状常出现于肾功能严重减退时。常见症状包括乏力、食欲缺乏、恶心、呕吐、尿量减少和尿色加深，容量过多时可出现急性左心衰。

AKI首次诊断常基于实验室检查异常，特别是血清肌酐绝对或相对升高，而不是基于临床症状与体征。

以下以急性肾小管坏死（ATN）为例，介绍肾性AKI的临床病程。

（一）起始期

此期患者常遭受一些已知或未知ATN病因的侵害，如低血压、缺血、脓毒血症和肾毒素等，但尚未发生明显肾实质损伤。在此阶段如能及时采取有效措施，常可逆转，但随着肾小管上皮损伤加重，肾小球滤过率（GFR）逐渐下降，进入进展期。

（二）进展期和维持期

一般持续7～14天，但也可短至数天或长至4～6周，GFR进行性下降并维持在低水平，部分患者可出现少尿（＜400 mL/d）和无尿（＜100 mL/d），但也有些患者尿量在400～500 mL/d或以上，后者称为非少尿型AKI，一般认为是病情较轻的表现。但不论尿量是否减少，随着肾功能减退，临床上出现一系列尿毒症表现，主要是尿毒症毒素潴留和水、电解质及酸碱平衡紊乱所致。

AKI全身表现包括消化系统症状，如食欲减退、恶心、呕吐、腹胀、腹泻等，严重者可发生消化道出血；呼吸系统表现主要是容量过多导致的急性肺水肿和感染；循环系统多因尿少和水钠滞留，出现高血压、心力衰竭、肺水肿表现；因毒素滞留、电解质紊乱、贫血和酸中毒引起心律失常及心肌病变；神经系统受累可出现意识障碍、躁动、语妄、抽搐、昏迷等尿毒症脑病症状；血液系统受累可有出血倾向和贫血。感染是急性肾损伤常见且严重的并发症，AKI在疾病发展过程中还可并发多脏器功能障碍综合征，死亡率高。此外，水、电解质和酸碱平衡紊乱多表现为水过多、代谢性酸中毒、高钾血症、低钙和高磷血症等。

（三）恢复期

GFR逐渐升高，并恢复正常或接近正常，少尿型患者开始出现尿量增多，继而出现多尿，再逐渐恢复正常。与GFR相比，肾小管上皮细胞功能恢复相对延迟，常需数个月后才能恢复。部分患者最终遗留不同程度的肾脏结构和功能损害。

三、实验室检查

（一）血液检查

可有贫血，早期程度常较轻，如肾功能长时间不恢复，则贫血程度可能较重，某些引起AKI的基础疾病本身也可引起贫血，如大出血和严重感染等。血液检查可见血肌酐和尿素氮进行性上升，高分解代谢患者上升速度较快，横纹肌溶解引起肌酐上升更快，同时可有血钾升高、血钙降低、血磷升高。

（二）尿液检查

不同病因所致AKI的尿检异常相差甚大，肾前性AKI时无蛋白尿和血尿，可见少透明管型，ATN时可有少量蛋白尿，以小分子蛋白为主；尿沉渣检查可见肾小管上皮细胞、上皮细管型和颗粒管型及少许红白细胞等。因肾小管重吸收功能减退，尿比重降低且较固定多在1.015以下；急性间质性肾炎（AIN）时可有少量蛋白尿，且以小分子蛋白为主；血尿较少，为非畸形红细胞；可有轻度白细胞尿，药物所致者可见嗜酸细胞。

（三）影像学检查

尿路超声显像检查有助于鉴别尿路梗阻及慢性肾脏病。如高度怀疑存在梗阻，且与急性肾功能减退有关，可做逆行性肾盂造影。CT 血管造影、MRI 或放射性核素检查对了解血管病变有帮助，明确诊断仍需行肾血管造影，但造影剂可加重肾损伤。

（四）肾活检

肾活检是 AKI 鉴别诊断的重要手段，在排除了肾前性及肾后性病因后，拟诊肾性 AKI 但不能明确病因时，均有肾活检指征。

四、诊断要点

（一）诊断标准

在 AKI 的 RIFLE 标准及 AKIN 标准基础上，改善全球肾脏病预后组织（KDIGO）于 2012 年制定了新诊断标准，公布在《AKI 临床实践指导》中。根据此新标准，具备下列 3 条标准中有 1 条，AKI 即成立：①在 48 小时内血清肌酐（Scr）上升 ≥0.3 mg/dL（≥26.4 μmol/L）；②在已知或假定的 7 天内 Scr 上升达基础值的 ≥1.5 倍（即较基线升高 ≥50%）；③尿量减少至 <0.5 mL/（kg·h），持续 6 小时。

（二）分期

2012 年 KDIGO 标准依据 Scr 上升程度或尿量减少程度将 AKI 分为如下三期：

第一期：Scr 上升达基础值的 1.5 ～ 1.9 倍或上升 ≥0.3 mg/dL（≥26.4 μmol/L）；尿量减少至 <0.5 mL/（kg·h），持续 6 ～ 12 h。

第二期：Scr 上升达基础值的 2.0 ～ 2.9 倍；尿量减少至 <0.5 mL/（kg·h），持续 ≥12 h。

第三期：Scr 上升达基础值的 3.0 倍，或上升达 ≥4.0 mg/dL（≥353.6 μmol/L）或开始肾脏替代治疗，或估算肾小球滤过率（eGFR）下降至 <30 mL/（min·1.73 m²）；尿量减少至 <0.3 mL/（kg·h），持续 ≥24 h，或无尿 ≥12 h。

RIFLE 标准将上述 1 ～ 3 期分别称为危险期、损伤期及衰竭期。

（三）分类

根据致病原因及患病部位可以将 AKI 分为如下三大类。

1. 肾前性急性肾损伤

又称肾前性氮质血症，系肾脏供血不足，肾实质有效灌注减少导致的 AKI，但是此时肾组织并未发生器质性损害。肾前性 AKI 具有如下特点：

（1）有导致肾脏缺血的明确病因（如脱水、失血、休克、严重心力衰竭、严重肝衰竭或严重肾病综合征等）。

（2）患者尿量减少，但不一定达到少尿水平（每日尿量少于 400 mL 为少尿），尿钠排泄减少（<20 mmol/L），尿比重增高（>1.020），尿渗透压增高（>500 mOsm/L）。

（3）Scr 及血清尿素氮（BUN）增高，且二者增高不成比例，BUN 增高更明显（当二者均以 mg/dL 做单位时，正常人的 BUN：Scr 约为 10：1，而肾前性 AKI 常为 >10 ：1）。

（4）患者尿常规检验结果正常。

长时间的肾脏缺血可使肾前性 AKI 发展成急性肾小管坏死，即从功能性 AKI 发展成器质性 AKI。

2. 肾后性急性肾损伤

肾后性 AKI 是由尿路梗阻引起的急性肾功能损伤。它具有如下特点：

（1）有尿路梗阻的因素存在，如尿路内、外肿瘤，尿路结石或血块，肾乳头坏死，腹膜后纤维化，前列腺肥大等。

（2）临床上常突然出现无尿（每日尿量少于 100 mL 即为无尿），部分患者早期可呈现无尿与多尿交替，然后才完全无尿，Scr 迅速上升。

（3）影像学检查常见双侧肾盂积水，伴双输尿管上段扩张。若为下尿路梗阻，还可见膀胱尿潴留。但是如果尿路梗阻发生非常迅速时（如双肾出血、血块梗阻输尿管，或双肾结石碎石后碎块堵塞输尿管等），因肾小囊压迅速增高，滤过压迅速减少，患者即无尿，此时即可能见不到肾盂积水及输尿管上段扩张。

3. 肾性急性肾损伤

肾性 AKI 又能进一步分为：

（1）肾小管性 AKI，如急性肾小管坏死。

（2）肾间质性 AKI，如急性间质性肾炎。

（3）肾小球性 AKI，如急进性肾小球肾炎及重症急性肾小球肾炎。

（4）肾血管性 AKI，包括大血管疾病如肾动脉栓塞血栓及急性双侧肾静脉主干大血栓，及小血管疾病如血栓性微血管病肾损害等。除此之外，还有急性肾皮质坏死，很少见。

五、鉴别诊断

详细咨询病史和体格检查有助于寻找 AKI 的病因。AKI 诊断和鉴别诊断的步骤包括：判断患者是否存在肾损伤及其严重程度；是否存在需要紧急处理的严重并发症；评估肾损伤发生时间，是否为急性发生及有无基础 CKD。仔细鉴别每一种可能的 AKI 病因：先筛查肾前性和肾后性因素，再评估可能的肾性 AKI 病因；确定为肾性 AKI 后，尚应鉴别是肾小管 - 间质病变抑或肾小球、肾血管病变。系统筛查 AKI 肾前性、肾性、肾后性病因有助于尽早准确判断，及时采取针对性治疗。注意识别慢性肾功能减退基础上是否存在 AKI。

六、治疗原则

此处仅强调病因治疗与透析治疗。

（一）病因治疗

AKI 的治疗效果在很大程度上取决于病因治疗效果。能及时去除病因者（如肾前性 AKI 改善肾脏有效血流量、肾后性 AKI 及时解除尿路梗阻），疗效常很好，AKI 随之好转；而病因治疗困难者（如急进性肾小球肾炎、血栓性微血管病等），则 AKI 无法好转，而将转入慢性肾脏病，遗留慢性肾功能损伤。

（二）透析治疗

透析治疗（包括血液透析及腹膜透析）能有效地纠正机体内环境紊乱（机体水、电解质及酸碱平衡紊乱及尿毒素蓄积），维持患者生命，赢得治疗时间。ARF 患者进行透析治疗的指征如下：高分解型应立即透析；非高分解型达到如下任何一个指征时也应透析。

（1）少尿或无尿超过 $1 \sim 2$ d。

（2）Scr >442 μmol/L（>5 mg/dL）。

（3）BUN >21.4 mmol/L（60 mg/dL）。

（4）血碳酸氢根（HCO_3^-）<15 mmol/L 或血 pH <7.25。

（5）血清钾 >6.5 mmol/L 或心电图有高血钾表现。

（6）有肺水肿。

（7）尿毒症症状重。

七、预防原则

预防感染，纠正容量不足，慎用肾毒性药物，及时解除泌尿系梗阻。

八、出院标准

症状好转，肾功能好转或者稳定。

第七章　慢性肾衰竭

一、概述

慢性肾衰竭（chronic renal failure，CRF）是各种慢性肾脏病（CKD）持续进展至后期的共同结局。它是以代谢产物滞留，水、电解质及酸碱平衡失调和全身各系统症状为表现的一种临床综合征。

（一）慢性肾脏病

各种原因引起的肾脏结构或功能异常≥3个月，包括出现肾脏损伤标志（白蛋白尿、尿沉渣异常、肾小管相关病变、组织学检查异常及影像学检查异常）或有肾移植病史，伴或不伴肾小球滤过率（glomerular filtration rate，GFR）下降；或不明原因的GFR下降 [<60 mL/（min·1.73 m^2）]≥3个月。

（二）国际公认的慢性肾脏病分期

依据肾脏病预后质量倡议（K/DOQI）制定的指南分为1～5期，见表7-1。该分期方法根据GFR将CKD分为5期。应当指出，单纯GFR轻度下降 [60～89 mL/（min·1.73 m^2）] 而无肾损害表现者，不能认为存在CKD；只有当GFR<60 mL/（min·1.73 m^2）时，才可按CKD3期对待。另外，改善全球肾脏病预后组织（KDIGO）建议对eGFRcre处于45～59 mL/（min·1.73 m^2）、无肾损伤标志物的人群进一步以胱抑素C（CysC）为基础估算的eGFR（eGFRcys）来判断是否为CKD。

表7-1　K/DOQI对慢性肾脏病的分期及建议

CKD分期	GFR/[mL/（min·1.73 m^2）]	特征	防治目标/措施
G1	≥90	正常或增高	CKD病因诊治，缓解症状

续表 7 - 1

CKD 分期	GFR/[mL/(min·1.73 m^2)]	特征	防治目标/措施
G2	60～89	轻度下降	保护肾功能，延缓 CKD 进展；降低 CVD（心血管病）风险
G3a	45～59	轻至中度下降	延缓 CKD 进展
G3b	30～44	中至重度下降	评估、治疗并发症
G4	15～29	重度下降	综合治疗，肾脏替代治疗准备
G5	<15 或透析	终末期肾脏病（ESRD）	适时肾脏替代治疗

二、临床表现

在慢性肾脏病和慢性肾衰竭的不同阶段，其临床表现各异。CKD 1～3 期患者可以无任何症状，或仅有乏力、腰酸、夜尿增多、食欲减退等轻度不适。进入 CKD 3b 期以后，上述症状更趋明显。到 CKD 5 期时，可出现急性左心衰竭、严重高钾血症、消化道出血、中枢神经系统障碍等，甚至有生命危险。

（一）水、电解质代谢紊乱

慢性肾衰竭时常出现各种电解质代谢紊乱和酸碱平衡失调，其中以代谢性酸中毒和水、钠平衡紊乱最为常见。

1. 代谢性酸中毒

多数患者能耐受轻度慢性酸中毒，但如动脉血 HCO_3^- <15 mmol/L，则有较明显症状，如食欲缺乏、呕吐、虚弱无力、呼吸深长等，这与酸中毒时体内多种酶活性受抑制有关。

2. 水、钠代谢紊乱

水、钠潴留，导致稀释性低钠血症，可表现为不同程度的皮下水肿和（或）体腔积液，常伴有血压升高，严重时导致左心衰竭和脑水肿。少数患者由于长期纳差等，可出现低钠血症、低血容量状态，临床上需注意鉴别。

3. 钾代谢紊乱

当 GFR 降至 $20 \sim 25$ mL/（min·1.73 m^2）或更低时，易出现高钾血症。需要注意的是，某些药物容易引起高钾血症，如 ACEI/ARB、血管紧张素受体脑啡肽酶抑制剂（ARNI）、保钾利尿剂等，在肾功能不全的患者中应用此类药物时应特别注意。有时由于胃肠道丢失过多、应用排钾利尿剂、钾摄入不足等因素，也可出现低钾血症。

4. 钙磷代谢紊乱

随慢性肾衰竭进展，肾脏排磷减少，出现高磷血症、低钙血症。低钙血症主要与钙摄入不足、活性维生素 D 缺乏、高磷血症、代谢性酸中毒等因素有关。血磷浓度由肠道对磷的吸收及肾的排泄来调节。当肾小球滤过率下降、尿磷排出减少时，血磷浓度逐渐升高。高血磷与血钙结合成磷酸钙沉积于软组织，导致软组织异位钙化，并使血钙降低，抑制近曲小管产生 $1, 25$ – 二羟维生素 D$_3$ [$1, 25$-（OH）$_2$D$_3$]，刺激甲状旁腺分泌甲状旁腺素（PTH）。低钙血症、高磷血症、活性维生素 D 缺乏等可引起继发性甲状旁腺功能亢进和肾性骨营养不良。

5. 镁代谢紊乱

当 GFR <20 mL/（min·1.73 m^2）时，由于肾脏排镁减少，常有轻度高镁血症。患者可无任何症状，但不宜使用含镁的药物，如含镁的抗酸药、泻药等。低镁血症也偶可出现，与镁摄入不足或过多应用利尿剂有关。

（二）蛋白质、糖类、脂类和维生素代谢紊乱

1. 蛋白质代谢紊乱

一般表现为蛋白质代谢产物蓄积（氮质血症），也可有白蛋白、必需氨基酸水平下降等。

2. 糖代谢异常

主要表现为糖耐量减低和低血糖症两种情况，前者多见。

3. 脂代谢紊乱

主要表现为高脂血症，多数表现为轻到中度高甘油三酯血症，少数患者表现为轻度高胆固醇血症，或两者兼有。

4. 维生素代谢紊乱

在慢性肾衰竭中也很常见，如血清维生素 A 水平增高、维生素 B 及叶酸缺乏等，常与饮食摄入不足、某些酶活性下降有关。

(三) 心血管系统表现

心血管病变是慢性肾脏病患者的常见并发症和最主要死因。尤其进入终末期肾病阶段，心血管事件及动脉粥样硬化性心血管病的发生比普通人群升高 15 ～ 20 倍，进一步增加了死亡风险（占尿毒症死因的45% ～ 60%）。

1. 高血压和左心室肥厚

大部分患者存在不同程度的高血压，高血压可引起动脉硬化、左心室肥厚和心力衰竭。贫血以及血液透析动静脉内瘘的原因，会引起心高搏出量状态，加重左心室负荷和左心室肥厚。

2. 心力衰竭

随着肾功能的不断恶化，心力衰竭患病率明显增加，至尿毒症期可达65% ～ 70%。发生急性左心衰竭时可出现呼吸困难、不能平卧、肺水肿等症状。

3. 尿毒症性心肌病

可能与代谢废物的潴留及贫血等因素有关，部分患者可伴有冠状动脉粥样硬化性心脏病。各种心律失常的出现，与心肌损伤、缺氧、电解质紊乱、尿毒症毒素蓄积等有关。

4. 心包病变

心包积液在慢性肾衰竭患者中常见，轻者可无症状，重者可有心音低钝、遥远，少数情况下还可有心脏压塞。心包炎可分为尿毒症性和透析相关性；前者已较少见，后者的临床表现与一般心包炎相似，心包积液多为血性。

5. 血管钙化和动脉粥样硬化

由于高磷血症、钙分布异常和血管保护性蛋白（如胎球蛋白 A）缺乏而引起的血管钙化，在慢性肾衰竭的心血管病变中扮演重要角色。动脉粥样硬化往往进展迅速，透析患者的病变程度较非透析者更为严重。除冠状动脉外，脑动脉和全身周围动脉也可能发生动脉粥样硬化和钙化。

(四) 呼吸系统症状

体液过多或酸中毒时，可出现气短、气促，严重酸中毒可导致库斯莫尔呼吸（Kussmaul respirution）。体液过多和心功能不全可引起肺水肿或胸腔积液。尿毒症毒素诱发的肺泡毛细血管渗透性增加和肺充血，可能引起尿毒症肺水肿，此时肺部 X 线检查可能显示"蝴蝶翼"征象。

（五）胃肠道症状消化系统症状

通常是慢性肾病最早的表现，主要症状包括食欲缺乏、恶心、呕吐、腹胀和口腔有尿味。消化道出血在这些患者中也较常见，发生率显著高于正常人群。

（六）血液系统表现

主要为肾性贫血、出血倾向和血栓形成倾向。多数患者均有轻至中度贫血，晚期慢性肾衰竭患者有出血倾向，有轻度出血倾向者可出现皮下或黏膜出血点、瘀斑，重者则可发生胃肠道出血、脑出血等。血栓形成倾向指透析患者动静脉瘘容易阻塞，可能与抗凝血酶Ⅲ活性下降、纤维溶解不足有关。

（七）神经肌肉系统症状

早期可出现疲乏、失眠和注意力不集中，后期可出现性格改变、抑郁、记忆力减退和判断力降低。尿毒症严重时可能出现反应迟钝、谵妄、惊厥、幻觉、昏迷及其他精神异常，即尿毒症脑病。周围神经病变也很常见，以感觉神经障碍为主，最常见的是呈肢端袜套样分布的感觉丧失，也可出现肢体麻木、烧灼感或疼痛感、深反射迟钝或消失，并可能伴有神经肌肉兴奋性增加（如肌肉震颤、痉挛、不宁腿综合征）、肌萎缩和肌无力等。初次透析患者可能发生透析失衡综合征，表现为恶心、呕吐和头痛，严重者可能出现惊厥。

（八）内分泌功能紊乱

主要表现包括：

（1）肾脏本身的内分泌功能紊乱：例如 $1,25$ - 二羟维生素 D_3 不足、EPO 缺乏以及肾内肾素 - 血管紧张素Ⅱ过多。

（2）糖代谢异常和胰岛素抵抗：与骨骼肌及外周器官对糖的摄取能力下降、酸中毒以及肾脏降解小分子物质能力下降有关。

（3）下丘脑 - 垂体的内分泌功能紊乱：催乳素、促黑色素激素、促黄体生成激素、促卵泡激素、促肾上腺皮质激素等水平增高。

（4）外周内分泌腺的功能紊乱：大多数患者存在继发性甲旁亢（血 PTH 升高），约 1/4 的患者有轻度甲状腺素水平降低。其他如性腺功能减退等也相当常见。

（九）骨骼病变

慢性肾脏病患者因钙、磷等矿物质代谢及内分泌功能紊乱（如 PTH

升高、1, 25 – 二羟维生素 D_3 不足等）而导致矿物质异常、骨病和血管钙化等临床综合征，称为慢性肾脏病 – 矿物质和骨异常（CKD-mineral and bone disorder，CKD-MBD）。慢性肾衰竭导致的骨矿化和代谢异常称为肾性骨营养不良，包括高转化性骨病、低转化性骨病和混合性骨病，其中高转化性骨病最为常见。非透析患者中，约 35% 的患者在骨骼 X 线检查中发现异常，但仅有不到 10% 的患者出现骨痛、行走困难或自发性骨折。骨活检可发现异常的患者约占 90%，因此早期诊断需依赖于骨活检。

三、实验室检查

（一）尿液检查

尿比重低，常在 1.018 以下，晚期尿比重常固定；尿蛋白可阳性；尿沉渣可见红细胞、白细胞及各种管型。

（二）24 小时尿蛋白定量

24 小时尿蛋白定量轻重不一。

（三）尿红细胞指标检查

尿红细胞位相可见畸形红细胞等，提示肾小球源性血尿。

（四）肾功能检查

肾功能检查包括血尿素氮、血肌酐、血清 CysC、尿酸、血清 β2 微球蛋白。可有不同程度血尿素氮、血肌酐以及 CysC 水平升高。推荐使用 CKD-EPI 公式计算肾小球滤过率。

（五）血常规检查

了解是否存在贫血；注意白细胞数及分类，有助于判断是否存在活动感染。

（六）凝血功能

因慢性肾衰竭患者容易合并凝血功能紊乱，故需了解患者凝血功能。

（七）肝功能、血脂、心肌酶检查

注意是否存在低白蛋白血症、高脂血症、心肌酶谱损伤。

（八）血清电解质和酸碱检测

注意是否存在高钾血症、低钙血症、代谢性酸中毒等。肾脏除了是排水和内分泌器官，也是维持身体电解质、酸碱平衡的重要器官。如体内的氢离子、钾、钠、钙、磷等的平衡都要依靠肾脏保持其平衡，如出现肾损后，就会出现高钾血症、低钙血症、高磷血症、代谢性酸中毒等各种慢性肾病的并发症。

（九）病毒感染标志物检测

感染八项：乙型及丙型病毒性肝炎标志物及抗体、梅毒血清学检查、艾滋病抗体检查。

（十）肿瘤标志物血清学检测

如消化系统肿瘤、妇科肿瘤、前列腺癌等肿瘤标志物检查。

（十一）甲状腺功能检查

甲状腺功能和肾脏病可相互影响。甲状腺与肾脏疾病有一定关系，因为血液中 90% 以上的甲状腺激素必须与血浆蛋白结合，而对于大量蛋白尿患者，大量血浆蛋白会通过受损的肾小球滤过膜屏障漏入尿液，从而排出体外，会导致继发性甲状腺功能减退。这不仅会加重肾病，而且会影响糖皮质激素治疗疗效。

（十二）甲状旁腺功能及贫血指标检查（慢性肾衰竭患者）

甲状旁腺功能检查包括血钙、血磷、碱性磷酸酶及同工酶、甲状旁腺激素水平；贫血相关指标，包括血清铁、铁蛋白、转铁蛋白饱和度、叶酸、维生素 B2。

（十三）其他血液检查

首次发现慢性肾脏病患者，还应选择性完善：

（1）血清及尿液蛋白电泳及血尿游离轻链：注意排除骨髓瘤、轻链沉积病等异常浆细胞疾病等。

（2）免疫学检查：如风湿十一项、狼疮二项、血管炎五项，排除系统性红斑狼疮、血管炎等疾病。

（十四）泌尿系超声检查

了解肾脏大小、皮质厚度，是否有结石、肿瘤；肾血管彩超了解肾血管是否有畸形或狭窄等；部分患者影像学检查可有双肾缩小。

（十五）胸部 X 光或者胸部 CT 检查

明确有无肺炎、肺水肿等疾病。

（十六）超声心动图

明确患者心脏有无增大，瓣膜关闭有无不全，心脏收缩功能等。

（十七）心电图

明确患者有无心律失常、心肌缺血、高尖 T 波等表现。

四、诊断要点

慢性肾衰竭的诊断并不复杂，主要依据病史、肾功能检查及相关临床表现。由于其临床表现多样化，各系统症状均可能是首发表现，因此临床医师需对慢性肾衰竭的病史特点非常熟悉，仔细询问病史和体格检查，并高度重视肾功能的评估，以尽早做出明确诊断，避免误诊。对于既往病史不详或近期存在急性加重因素的患者，应与急性肾损伤进行鉴别，考虑是否存在贫血、低钙血症、高磷血症、血中 PTH 升高、肾脏萎缩等情况有助于鉴别慢性肾衰竭与急性肾损伤。如条件允许，可进行肾活检，以尽可能明确导致慢性肾衰竭的基础肾脏疾病，并积极寻找导致肾功能恶化的可逆因素，以延缓慢性肾脏病向慢性肾衰竭的发展。

五、鉴别诊断

慢性肾衰竭与肾前性氮质血症的鉴别并不复杂，在有效血容量补足 48～72 小时后，肾前性氮质血症患者的肾功能可恢复，而慢性肾衰竭难以恢复肾功能。大多数情况下，慢性肾衰竭与急性肾损伤的鉴别并不困难，通常可以根据患者的病史做出判断。当病史不详时，可以通过影像学检查（如 B 超、CT 等）或肾图检查结果来辅助分析，例如双肾是否明显缩小（如糖尿病肾病、肾脏淀粉样变、多囊肾、双肾多发囊肿等疾病，肾脏通常不会缩小），或者肾图提示存在慢性病变，这些都有助于支持慢性肾衰竭的诊断。需要注意的是，慢性肾脏病有时可能会发生急性加重或伴发急性肾损伤。如果慢性肾衰竭本身已较为严重，或其病程加重过程未能反映出急性肾损伤的演变特点，则称之为慢性肾衰竭急性加重（acute progression of CRF）。而如果慢性肾衰竭较轻，但出现明显的急性肾损伤，并且病程符合急性肾损伤的发展过程，则可称之为慢性肾衰竭基础上的急性肾损伤（acute on chronic renal failure），其处理原则基本上与急性肾损伤相同。

六、治疗原则及方案

治疗原发疾病及去除疾病进展的可逆性危险因素（危险因素包括肾脏基础疾病的复发或急性加重、严重高血压未能控制、急性血容量不足、肾脏局部血供急剧减少、重症感染、组织创伤、尿路梗阻、严重心力衰竭、严重肝衰竭和肾毒性药物的不当使用等），防治并发症，尽量延缓患者肾功能恶化的进展速度和延缓进入透析治疗。

（一）调整生活方式

（1）体育锻炼：推荐 CKD 患者在医师指导下参加能够耐受的体育锻炼（每周至少 5 次，每次 30 min）。

（2）保持健康体重：维持 BMI 18.5 ～ 24.0 kg/m^2。

（3）戒烟。

（4）其他：规律作息，避免疲劳；防止呼吸道感染的发生；放松心情，避免情绪紧张。

（二）营养治疗

蛋白质及热量摄入：

（1）对于非糖尿病 CKD G1、G2 期患者，原则上宜减少摄入蛋白质，推荐蛋白质摄入量为 0.8 ～ 1.0 g/（kg·d），以蛋白尿为主要临床表现者，控制蛋白质摄入量为 0.6 ～ 0.8g/（kg·d）；从 G3 期起开始低蛋白饮食治疗，推荐蛋白质摄入量为 0.6g/（kg·d）。实施低蛋白饮食治疗时，热量摄入应维持在 30 ～ 35 kcal/（kg·d），60 岁以上患者活动量较小、营养状态良好者可减少至 30 kcal/（kg·d）。

（2）对于糖尿病 CKD G1、G2 期患者，推荐蛋白质摄入量 0.8 g/（kg·d），G3 至 G5 期推荐蛋白质摄入量为 0.6 ～ 0.8g/（kg·d），必要时可补充复方 α 酮酸。实施低蛋白饮食治疗时，患者的热量摄入应基本与非糖尿病 CKD 患者相似。

（3）对于肥胖的 2 型糖尿病 CKD 患者需适当限制热量（总热量摄入可比上述推荐量减少 250 ～ 500 kcal/d），直至达到标准体重。透析患者蛋白质摄入推荐 1.0 ～ 1.2 g/（kg·d）。

（三）控制蛋白尿

1. 定义

每日尿蛋白量 ＞150 mg 或尿白蛋白肌酐比 UACR（urinary albumin/creatinine ratio）＞30 mg/g 称为蛋白尿。

2. 目标

糖尿病 CKD 患者尿蛋白控制目标应为 UACR ＜30 mg/g，非糖尿病 CKD 患者尿蛋白控制目标为 UACR ＜300 mg/g。

3. 控制措施

（1）肾素－血管紧张素－醛固酮系统抑制剂（RAASi）。

血管紧张素转化酶抑制（ACEI）、血管紧张素Ⅱ受体阻滞剂（angiotensin Ⅱ receptor blocker，ARB）或盐皮质激素受体拮抗剂（mineralocorticoid receptor antagonist，MRA）具有降压及独立于降压外的肾脏保护作用。UACR 在 30 ~ 300 mg/g 的糖尿病患者推荐使用 ACEI、ARB 或 MRA；UACR >300 mg/g 时，无论是否存在糖尿病，均推荐使用 ACEI 或 ARB。目前不推荐联合应用 ACEI 和 ARB 延缓 CKD 的进展。在应用 RAASi 时需注意：①避免用于两侧肾动脉狭窄者；②eGFR <45 mL/（min·1.73 m^2）者宜从小剂量开始；③初始应用或加量时，应在 1 ~ 2 周监测 GFR 和血清钾浓度，若血肌酐较基线值上升幅度 <30%，可继续使用；若超过基线水平 30%，应及时停药并寻找原因；血清钾高时加用利尿剂或口服降钾剂；④eGFR <30 mL/（min·1.73 m^2）时仍具有肾脏保护作用，不一定需要停药。

（2）糖皮质激素及免疫抑制剂。

根据肾活检病理类型，并结合临床表现及肾功能状况综合分析谨慎选择使用。多种原发性或继发性肾小球疾病，如膜性肾病或狼疮肾炎，其发病机制主要由免疫反应异常所介导，需要使用糖皮质激素、免疫抑制剂及生物制剂治疗以达到蛋白尿持续缓解，常用的免疫抑制剂包括环磷酰胺、环孢素 A、他克莫司、霉酚酸酯、硫唑嘌呤、来氟米特等。近年来，生物制剂如利妥昔单抗、贝利尤单抗等逐渐用于治疗多种免疫性肾小球疾病。应用时应根据病理类型和蛋白尿程度，并结合患者性别、年龄、体重、生育要求、有无相关药物使用禁忌证及个人意愿等，个体化地制订治疗方案，同时注意检测和防治相关药物的不良反应。

（四）控制血压

对高血压进行及时、合理的治疗，不仅是为了控制高血压的症状，也是为了保护心、肾、脑等靶器官。

1. 目标

非透析患者无论是否合并糖尿病，UACR ≤ 30 mg/g 时维持血压≤140/90 mmHg；UACR >30 mg/g，控制血压≤130/80 mmHg；维持透析 60 岁以上的患者血压不超过 160/90 mmHg，维持透析 60 岁以下的患者血压不超过 140/90 mmHg。

2. 控制措施

应根据患者病情，合理选用降压药物，做到个体化治疗。无蛋白尿 CKD 高血压患者可选择 ACEI、ARB、钙通道阻滞剂（calcium channel blocker，CCB）等；有蛋白尿 CKD 高血压患者首选 ACEI 或 ARB；为提高血压达标率，推荐使用单片复方制剂或组合制剂（如缬沙坦氨氯地平、血管紧张素受体脑啡肽酶抑制剂）；严重高血压者可选择 3 种或 3 种以上的抗高血压药物联合治疗。老年患者应综合考虑年龄、合并症等情况，并密切关注降压治疗相关不良事件，如电解质紊乱、急性肾损伤、体位性低血压等。

（五）控制血糖

1. 控制目标

糖化血化蛋白（HbA1c）目标值为 7.0% 以下。糖尿病患病时间短、预期寿命长、无心血管并发症并能很好耐受治疗者，可更加严格控制 HbA1c（<6.5%）；预期寿命较短、存在合并症多或低血糖风险高者，HbA1c 目标值可放宽至 8.0%，透析高低血糖患者 HbA1c 目标值可放宽至 8.5%。

2. 控制措施

钠-葡萄糖共转运蛋白 2（sodium-glucose cotransporter 2，SGLT2）抑制剂具有降糖以外的肾脏保护作用。另一类降糖药胰高血糖素样肽-1（glucagon-like peptide 1，GLP-1）受体激动剂除了可显著降低糖尿病患者心血管事件外，初步证据显示可改善肾脏预后。指南推荐 2 型糖尿病、eGFR ≥ 20 mL/（min·1.73m^2）的 CKD 患者使用 SGLT2 治疗。对于 2 型糖尿病合并 CKD，当 eGFR ≥ 30 mL/（min·1.73m^2）时，推荐二甲双胍联合 SGLT2 抑制剂作为一线降糖方案。当血糖未能达标或不宜使用 SGLT2 抑制剂时，建议加用 GLP-1 受体激动剂；当 eGFR 30 ～ 44 mL/（min·1.73m^2），二甲双胍应减量，并注意监测 eGFR 变化；当 eGFR < 30 mL/（min·1.73m^2）时，二甲双胍不建议使用。其他种类降糖药物的选择应基于血糖控制情况、合并症及药物费用等，注意根据 eGFR 水平调整降糖药物的剂量和种类，以防止低血糖及其他不良反应的发生。值得注意的是，CKD5 期可使用的降糖药物较少，目前常用的有罗格列酮、瑞格列奈、西格列汀、沙格列汀，部分需减量使用。DKD 的早期由于胰岛素抵抗增加，胰岛素需求可能增加；当进展至 G3b ～ G5 期时，肾脏对胰岛

素的清除减少，胰岛素需求量可能下降。

（六）控制血脂

1. 控制目标

根据疾病的风险评估（CKD 分期，患者年龄，是否透析，有无肾移植、冠心病、糖尿病、缺血性卒中病史）而不是根据血浆胆固醇、低密度脂蛋白胆固醇（low density lipoprotein-cholesterol，LDL-C）的水平来确定治疗措施。有动脉粥样硬化性心血管病（atherosclerotic cardiovascular disease，ASCVD）史、eGFR <60 mL/（min · 1. 73 m^2）等极高危患者的 LDL-C 水平应 <1.8 mmol/L，其他患者 LDL-C 水平应 <2.6 mmol/L。

2. 控制措施

他汀类或他汀类联合依折麦布适用于 50 岁以上的 CKD 未透析（G1 至 G5 期）患者、成人肾移植和开始透析时已经使用这类药物的患者。对 18 ～ 49 岁、未透析、未肾移植患者，他汀类适用于有以下一项或一项以上因素的患者：冠心病（心肌梗死或冠脉重建术）、糖尿病、缺血性卒中、10 年间发生冠心病风险大于 10%。部分他汀类药物需要注意根据 eGFR 调整剂量。建议高甘油三酯血症患者改变生活方式，包括饮食和运动等。

（七）控制高尿酸

1. 控制目标

尿酸盐肾病患者，血尿酸控制目标为 <360 μmol/L；对于有痛风发作的患者，血尿酸控制目标为 <300 μmol/L，但不应 <180 μmol/L。CKD 继发高尿酸血症患者，目前是否使用降尿酸药物仍存在争议。

2. 控制措施

低嘌呤饮食，尿量正常者多饮水，适当碱化尿液，避免长期使用可能引起尿酸升高的药物（噻嗪类及袢利尿剂、烟酸、小剂量阿司匹林等）。降低尿酸的药物包括抑制尿酸合成的药物（别嘌醇、非布司他等）和增加尿酸排泄的药物（苯溴马隆、丙磺舒等），根据患者高尿酸血症的分型及 eGFR 水平选择药物、调整用量：别嘌醇在 G3 期应减量，在 G5 期禁用；非布司他在轻中度肾功能不全时无须调整剂量；当 eGFR <20 mL/（min · 1. 73 m^2）时应避免使用苯溴马隆。CKD 继发高尿酸血症患者应积极治疗 CKD。降尿酸治疗是否可延缓 CKD 病情进展尚存争议。

（八）慢性肾衰竭及其并发症的药物治疗

治疗慢性肾衰竭（CKD 5 期）的药物主要包括纠正水、电解质、酸碱紊乱药物，纠正贫血的药物，治疗低钙血症、高磷血症和肾性骨病的药物以及营养支持治疗的药物等。具体治疗方案如下：

1. 纠正代谢性中毒

主要为口服碳酸氢钠，轻者 1.5 ~ 3.0 g/d 即可；中、重度患者 3 ~ 15 g/d。若二氧化碳结合力低于 15 mmol/L，可用碳酸氢钠 125 ~ 250 mL 静脉滴注后复查动脉血气，将二氧化碳结合力纠正至 20 mmol/L 即可停止。对病程中发展至严重酸中毒（pH < 7.2）者应立刻进行透析治疗。治疗过程中要注意防止低钾和低钙，警惕发生高钠血症、高渗血症以及诱发心力衰竭。

2. 水、钠紊乱的防治

为防止出现水、钠潴留需适当限制钠摄入量，有关指南推荐钠摄入量不应超过 6 ~ 8 g/d。有明显水肿、高血压者，钠摄入量限制在 2 ~ 3 g/d（氯化钠摄入量 5 ~ 7 g/d），个别严重病例可限制为 1 ~ 2 g/d（氯化钠 2.5 ~ 5 g/d）。也可根据需要应用袢利尿剂（呋塞米、布美他尼等，呋塞米每次 20 ~ 200 mg，2 ~ 3 次/天）；噻嗪类利尿剂及潴钾利尿剂对中、重度 CRF 患者避免应用，因此时疗效甚差，并可致血钾、尿酸升高及药物蓄积。对严重肺水肿、急性左心衰竭者，常需及时给予血液透析或连续性肾脏替代治疗（CRRT），以免延误治疗时机。

对轻、中度低钠血症，一般不必积极处理，而应分析其不同原因，只对真性缺钠者谨慎补充钠盐。对严重缺钠的低钠血症者，也应有步骤地逐渐纠正低钠状态。对失钠性肾炎患者，因其肾脏失钠较多，故需要积极补钠，但这种情况比较少见。

3. 高钾血症者限制钾摄入，并使用促使血钾水平下降的药物及措施

（1）及时纠正酸中毒，除口服碳酸氢钠外，必要时（血钾 > 6 mmol/L）可静滴 5% 碳酸氢钠 125 ~ 250 mL，根据病情需要 4 ~ 6 小时后还可重复给予。

（2）给予袢利尿剂，最好静脉注射呋塞米 40 ~ 80 mg，必要时将剂量增至一次 100 ~ 200 mg。

（3）应用葡萄糖 - 胰岛素溶液输入（葡萄糖 4 ~ 6 g 中加胰岛素 1

U）。

（4）口服环硅酸锆钠散：推荐起始剂量为 10 g，每日 3 次，最长 48 小时，口服给药，用水冲服。达到正常血钾水平后，应开始维持治疗；达到正常血钾水平后，应确定本品预防高钾血症复发的最低有效剂量。建议起始剂量为 5 g 每日 1 次，可按需将剂量上调至 10 g 每日 1 次，或下调至 5 g 隔日 1 次，以维持正常的血钾水平。

（5）对病程中发展至严重高钾血症（血钾 ＞6.5 mmol/L），且伴少尿、利尿效果欠佳者，应及时给予血液透析治疗。

4. 纠正贫血

如排除失血、造血原料缺乏等因素，非透析患者若 Hb ＜100 g/L 建议基于血红蛋白（Hb）下降评估相关风险后，个体化决定是否开始使用重组人促红细胞生成素（rHuEPO）治疗。透析患者若 Hb ＜100 g/L 可考虑开始应用 rHuEPO 治疗，避免 Hb 下降至 90 g/L 以下；慢性肾衰竭（CKD5 期）纠正肾性贫血的目标值是 Hb 110 ～ 120 g/L，尽量不要超过 130 g/L。纠正贫血的药物包括补充叶酸、补充促红细胞生成素、低氧诱导因子脯氨酰羟化酶抑制剂（hypoxia-inducible factor prolyl hydroxylase inhibitor，HIF-PHI）和补充铁剂。具体用法见肾性贫血章节。

5. 治疗低钙血症、高磷血症和肾性骨病

（1）在低磷饮食治疗的基础上，可口服磷结合剂，包括含钙的磷结合剂（碳酸钙每次 0.5 ～ 2 g，三餐中嚼服或醋酸钙每次 2 片，三餐中服用）或不含钙磷结合剂（碳酸镧每次 1 片，三餐中嚼服或司维拉姆每次 1 ～ 2 片，三餐中服用）。尽量将血磷控制在正常范围内。合并高钙血症或动脉钙化的患者不能应用含钙磷结合剂。

（2）对于明显低钙血症的患者，可以酌情口服补钙。对低钙抽搐的患者给予静脉推注 10% 葡萄糖酸钙 10 ～ 20 mL 对症处理。

（3）对于慢性肾衰竭患者，PTH 水平轻中度升高可能是机体的适应性反应。故对于全段 PTH（iPTH）水平进行性升高或持续高于正常值上限的患者，建议先评估可修正的因素，包括高磷血症、高磷摄入、低钙血症和维生素 D 缺乏。对于 CKD 3a—5 期且未接受透析的患者，不建议常规使用骨化三醇和维生素 D 类似物治疗继发性甲状旁腺功能亢进。骨化三醇有口服和静脉制剂，治疗方案有常规剂量（0.25 ～ 0.5 μg/d）和冲击剂量（根据不同的 PTH 水平确定骨化三醇冲击的初始剂量）。维生素 D

类似物帕立骨化醇的初始剂量（μg）建议根据患者 PTH 的值（pg/mL）除以 100 来确定。拟钙剂西那卡塞从 25 mg 开始使用，未达标者可以加量，最大剂量为 100 mg/d，药物使用过程中建议每月查 iPTH、血钙和血磷，稳定者每 3 个月一次查血。经过规范的药物治疗仍不能控制的严重的持续血 iPTH ＞800 pg/mL，并且有顽固的高钙血症和或高磷血症、对药物治疗抵抗者，以及经同位素或超声检查证实存在甲状旁腺腺瘤或结节者，建议实施甲状旁腺次全切除术或甲状旁腺全切加自体移植术。

6. 向患者交代慢性肾衰一体化治疗及相关随访

向患者介绍如果药物保守治疗无效，患者需要考虑的终末期肾脏病的肾替代治疗，包括血液透析、腹膜透析及肾移植，并向患者介绍每个替代治疗的具体细节供患者做意向性选择，以及相应的随访注意事项。

（九）肾脏替代治疗

（1）慢性肾衰竭尿毒症期或慢性肾脏病 5 期患者出现下列临床表现之一者：血钾≥6.5 mmol/L、HCO_3^- ＜6.5 mmol/L、急性左心衰、尿毒症脑病。该类患者尚未建立血管通路者，应进行血液透析临时性中心静脉导管置入术；已经建立血管通路者，利用建立的血管通路，立即血液透析治疗。

（2）慢性肾衰竭尿毒症期或慢性肾脏病 5 期患者出现下列临床表现之一者，应建议患者导入透析治疗。

1）限制蛋白摄入不能缓解的尿毒症症状。

2）难以纠正的高钾血症。

3）难以控制的进展性代谢性酸中毒。

4）难以控制的水钠潴留，合并充血性心力衰竭或急性肺水肿。

5）尿毒症性心包炎。

6）尿毒症性脑病和进展性神经病变。

（3）选择腹膜透析还是血液透析，应在医师充分告知腹膜透析或血液透析治疗的各自特点、适应证、禁忌证，以及国内外目前腹膜透析或血液透析长期存活率，并考虑患者所在地的医疗条件和患者自身生活状况的基础上，由患者及其家属决定，并且患者具有优先决定权。

1）腹膜透析：患者有导入透析治疗的适应证，或者有长期血液透析绝对禁忌证，建议导入腹膜透析，并实施腹膜透析管置入术。

2）血液透析：①患者有血液透析治疗的适应证，或者有腹膜透析的绝对禁忌证，建议进行血液透析。②推荐在预期患者血液透析导入前3个月建立血液透析通路，对于糖尿病肾病、伴严重心血管并发症等患者，可酌情提早建立血管通路。③血管通路的选择，应在评估患者全身机能、血管状况和预期寿命的基础上，医师充分告知各种血管通路的特点，由患者及其家属决定。④首先推荐动静脉内瘘成形术，不适合者可选择人工血管动静脉内瘘成形术或血液透析半永久性中心静脉导管置入术。⑤已经有导入血液透析治疗的指征，但尚未建立血管通路的患者，适合并预期选择动静脉内瘘成形术或人工血管动静脉内瘘成形术者，应首先进行血液透析临时性中心静脉导管置入术，导入血液透析治疗，并依据患者病情状态尽快建立上述血管通路；不适合选择动静脉内瘘成形术或人工血管动静脉内瘘成形术者，应进行血液透析半永久性中心静脉导管置入术，导入血液透析。

七、出院标准

临床病情缓解，肾功能稳定，且没有需要继续住院处理的并发症和（或）合并症。

第八章　慢性肾脏病贫血

一、概述

慢性肾脏病贫血（Chronic kidney disease anemia），简称肾性贫血，是指由于各种肾脏疾病引起的慢性肾衰竭所致的贫血，是慢性肾脏疾病最常见的并发症，常继发于慢性肾小球肾炎、糖尿病肾病等。

二、临床表现

贫血最常见的全身症状为乏力，临床表现与以下几个因素有关：贫血导致血液携氧能力下降的程度，贫血时血容量下降的程度，发生贫血的速度和血液、循环、呼吸等系统对贫血的代偿和耐受能力。贫血的主要临床表现如下。

（一）神经系统

头痛、眩晕、晕厥、失眠、记忆力减退、眼花、注意力不集中是贫血常见的症状。

（二）皮肤黏膜

苍白是贫血时皮肤、黏膜的主要表现，粗糙、缺少光泽甚至形成溃疡是贫血时皮肤、黏膜的另一类表现。

（三）呼吸系统

轻度贫血时，由于机体有一定的代偿和适应能力，平静时呼吸次数可能不增加；活动后机体处于低氧和高二氧化碳状态，刺激呼吸中枢，进而引起呼吸加快加深。重度贫血时，即使平静呼吸也可能有气短甚至端坐呼吸。

（四）循环系统

轻度贫血，安静状态下可无明显表现，仅活动后有心悸、心率加快；中、重度贫血时，无论何种状态均可出现心悸和心率加快，且贫血愈重，活动量愈大，心脏负荷愈重，症状愈明显；长期贫血会导致贫血性心脏病。

（五）消化系统

导致消化功能减退、消化不良，出现腹部胀满、食欲减低、大便规律和性状的改变等。

（六）泌尿系统

有原发肾脏疾病的临床表现。

（七）内分泌系统

长期贫血会影响甲状腺、性腺、肾上腺、胰腺的功能，会改变促红细胞生成素（EPO）的分泌。

（八）生殖系统

长期贫血会使睾丸的生精细胞缺血、坏死，进而影响睾酮的分泌，减弱男性特征；对于女性，贫血除降低女性激素的分泌外，还可因合并凝血因子及血小板量或质的异常而导致月经过多。

（九）免疫系统

继发于免疫系统疾病的贫血患者，均有原发免疫系统疾病的临床表现。

（十）血液系统

红细胞减少，相应的 Hb、血细胞比容减低以及网织红细胞量的改变，可能引起合并白细胞或血小板量的异常（包括白细胞分类的异常）。

三、实验室检查

（一）血常规检查

血红蛋白下降是贫血严重程度的判断依据。红细胞参数（平均红细胞体积、平均红细胞血红蛋白量、平均红细胞血红蛋白浓度）反映红细胞大小及 Hb 改变，为贫血病理机制诊断提供相关线索。

（二）网织红细胞计数

间接反应骨髓红系增生（或对贫血代偿）情况，肾性贫血患者多是网织红细胞计数下降。

（三）铁代谢

血清铁蛋白浓度、转铁蛋白饱和度下降，反映患者体内铁代谢状态。

（四）其他

未能明确贫血原因时，尚应检验血清叶酸、维生素 B12、粪便隐血、血清免疫固定电泳、尿本周氏蛋白，必要时行骨髓穿刺检查。

四、诊断要点

有慢性肾脏病基础，并男性血红蛋白＜130 g/L，非妊娠女性血红蛋白＜120 g/L，妊娠女性血红蛋白＜110 g/L，排除其他病因引起的贫血。

五、鉴别诊断

（一）消化道出血

血红蛋白短期内急速下降，伴有排黑便、血便、呕血等症状，粪便隐血阳性。

（二）多发性骨髓瘤

血清免疫固定电泳、尿本周氏蛋白阳性，骨髓涂片提示浆细胞异常增多。

（三）缺铁性贫血

无肾脏疾病基础，小细胞低色素性贫血，血清铁和（或）铁饱和度下降。

六、治疗原则及方案

（一）治疗目标

血红蛋白＞110 g/L，但不应该大于 130 g/L。

（二）治疗方案

1. 铁剂

（1）评估指标：临床上常用血清铁蛋白（SF）作为铁储存状态指标，转铁蛋白饱和度（TSAT）作为铁利用状态指标。SF、TSAT 的特异性均差，其检验结果受炎症、营养不良等多种因素影响，因此对其检验结果一定要正确判读，必要时辅以血清高敏 C 反应蛋白及营养不良指标来综合判断。

（2）评估频率：非透析患者至少每 3 个月监测铁状态 1 次，腹膜透析患者至少每 3 个月监测铁状态 1 次，血液透析患者至少每 1～3 个月监测铁状态 1 次。

（3）治疗指征及给药途径：①非透析患者，转铁蛋白饱和度≤20%和（或）铁蛋白≤100 μg/L 时需补铁。可尝试进行为期 1～3 个月的口服铁剂治疗，若无效或不耐受可以改用静脉铁剂治疗。②腹膜透析患者，转铁蛋白饱和度≤20% 和（或）铁蛋白≤100 μg/L 时需补铁。虽可先口服铁剂，但其疗效不如静脉铁剂治疗，为此，若非保留经脉通路备血液透析用，则推荐直接用静脉铁剂治疗。③血液透析患者，转铁蛋白饱和度≤20% 和（或）铁蛋白≤100 μg/L 时需补铁，推荐静脉铁剂治疗。

（4）铁剂的用法和用量。

1）铁剂治疗的目标值范围分为两类，非透析和腹膜透析患者的目前范围：20% ＜铁蛋白饱和度 ＜50%，且 100 μg/L ＜血清铁蛋白 ＜500 μg/L；血液透析患者的目前范围：20% ＜铁蛋白饱和度 ＜50%，且 200 μg/L ＜血清铁蛋白 ＜500 μg/L。

2）口服补铁一般每日予元素铁 200 mg，1～3 个月后评估铁状态。

3）静脉补铁分为初始治疗阶段及维持治疗阶段。初始治疗阶段：一个疗程的蔗糖铁或优选糖酐铁的剂量最常为 1000 mg，一个疗程完成后铁状态尚未达标可再重复治疗一个疗程。维持治疗阶段：当铁状态达标后给予的剂量和时间间隔根据患者铁状态和贫血等情况调整，每周平均需要糖铁或优选糖酐铁量约为 50 mg。

2. ESAs

（1）给药时机及目标：透析及非透析患者均应在血红蛋白 ＜100 g/L 时启动 ESAs 治疗；治疗初始治疗 Hb 增长速度控制在每月 10～20 g/L。

（2）给药途径及剂量：包括静脉给药及皮下注射，每周分 2～3 次给药或每周单次给药。初始治疗阶段，血液透析患者每周 100～150 IU/kg 体重，非透析患者每周 75～100 IU/kg 体重，若红细胞压积每周增加 ＜0.5 vol%，可于 4 周后按 15～30 IU/kg 体重增加剂量，但增加剂量不超过 30 IU/kg 体重/周，红细胞压积应到 30～33 vol%，但不宜超过 36 vol%。如果红细胞压积达到 30～33 vol% 或血红蛋白达到 100～110 g/L，则进入维持治疗阶段，推荐将剂量调整至治疗剂量的 2/3，然后每 2～4 周检查红细胞压积以调整剂量。

3. HIF-PHI

建议罗沙司他治疗肾性贫血的起始剂量：透析患者为每次 100 mg（体重 ＜60 kg）或 120 mg（体重≥60 kg），非透析患者为每次 70 mg（体重＜60 kg）或 100 mg（体重≥60 kg），每周 3 次，口服给药。在起始治疗阶段，建议每 2 周监测 1 次血红蛋白水平，直至达到稳定，随后每 4 周监测 1 次血红蛋白。建议根据患者当前的血红蛋白水平及过去 4 周内血红蛋白的变化，每 4 周进行 1 次剂量调整。

4. 输血

（1）输血原则：对于肾性贫血的治疗，在病情允许的情况下尽量避免输注红细胞，减少输血反应的风险。适合器官移植的患者，在病情允许的情况下应避免输注红细胞，以减少发生同种致敏的风险。

（2）适应证：已出现贫血相关症状及体征的严重贫血者，手术失血需补充血容量者，慢性失血的 ESAs 不敏感者。血红蛋白≥100 g/L 时不推荐输血；血红蛋白＜70 g/L，血容量基本正常或低血容量已被纠正，需要提高血液携氧能力时应考虑输血；因红细胞破坏过多、丢失或生产障碍引起的慢性贫血，血红蛋白＜60 g/L，并伴有缺氧症状时可考虑输血。

（3）输血相关风险：包括溶血反应、发热反应、过敏反应、急性肺损伤、枸橼酸盐中毒和高钾血症、移植物抗宿主病、病毒传播和血液污染等。因此，我们提倡在衡量输血与其他贫血治疗方式的利弊之后，谨慎选择输血。

七、预防原则

及时积极治疗慢性肾脏病，补充营养，调整饮食结构（可适当进食富含铁的食物），服用铁剂增加体内铁储备。

八、出院标准

患者贫血改善，贫血相关临床表现好转。

第九章　尿路感染

一、概述

尿路感染（urinary tract infection，UTI），简称尿感，是指病原体在尿液中生长繁殖并侵犯尿路黏膜或组织引起的尿路炎症，是所有微生物感染中极常见的临床类型。根据感染部位，尿路感染可分为上尿路感染和下尿路感染，前者为肾盂肾炎，后者主要为膀胱炎；两者又可分为急、慢性肾盂肾炎和急、慢性膀胱炎。根据有无尿路结构及功能的异常，尿路感染还可分为复杂性尿感和单纯性尿感。

二、临床表现

（一）膀胱炎

主要表现是尿路刺激症状，即尿频、尿急、尿痛，白细胞尿，偶可有血尿，甚至肉眼血尿，膀胱区可有不适。一般无明显的全身感染症状。

（二）急性肾盂肾炎

表现包括以下两组症状群：

（1）泌尿系统症状：包括尿频、尿急、尿痛等膀胱刺激征，腰痛和（或）下腹部痛。

（2）全身感染的症状：如寒战、发热、头痛、恶心、呕吐、食欲不振等，常伴有血白细胞计数升高和血沉增快。

（三）慢性肾盂肾炎

临床表现分为以下三类：

（1）尿路感染表现：常见的表现为间歇性无症状细菌尿，和（或）间歇性尿急、尿频等下尿路感染症状，腰腹不适和（或）间歇性低热。

（2）慢性间质性肾炎表现，如高血压、多尿、夜尿增加，易发生脱水。

（3）慢性肾脏病的相关表现。

（四）不典型尿路感染

尿路局部症状多不明显，有些表现为急性腹痛和胃肠功能紊乱的症状，有些以全身急性感染症状为主，有些仅表现为腰背痛，而有些甚至表现为肾绞痛。

（五）尿路感染并发症

（1）肾乳头坏死。

（2）肾周围脓肿。

（3）感染性结石。

（4）革兰氏阴性杆菌败血症。

三、实验室检查

（一）尿常规

尿液有白细胞尿、血尿、蛋白尿；尿沉渣镜检白细胞 >5/HP 称为白细胞尿；部分尿感患者有镜下血尿，少数急性膀胱炎患者可出现肉眼血尿；蛋白尿多为阴性至微量。

（二）细菌学检查

可采用清洁中段尿、导尿和膀胱穿刺尿做细菌培养。细菌菌落数 $\geq$ 10^5 CFU/mL 为有意义菌尿；如临床上无尿感症状，则要求做两次中段尿培养，细菌菌落数均为 $\geq 10^5$ CFU/mL，且为同一菌种，可诊断为尿路感染；在有典型膀胱炎症状的妇女，中段尿培养为大肠杆菌、腐生葡萄球菌 $\geq 10^2$ CFU/mL，也支持尿路感染；耻骨上膀胱穿刺尿细菌定性培养有菌生长，即为真性菌尿。如果尿常规结果提示尿路感染存在，必须立即进行尿细菌学检查，尽量在使用抗生素治疗前进行。

（三）血常规

急性肾盂肾炎患者，血白细胞计数可轻或中度增加，中性粒细胞也常增多，核左移。

（四）肾功能检查

急性肾盂肾炎偶有尿浓缩功能障碍，治疗后可恢复。

慢性肾盂肾炎可发生持续性肾功能损伤：

（1）肾浓缩功能下降，如夜尿量增加、晨尿渗透浓度降低。

（2）肾酸化功能下降，如晨尿 pH 增高、尿 HCO_3^- 增多、尿 NH_4^+ 减少等。

（3）肾小球滤功能下降，如内生肌酐清除率下降，血尿素氮、肌酐升高等。

（五）血生化检查

主要是排除一些可能引起尿路感染的代谢性疾病，如糖尿病、高尿酸血症等。

（六）影像学检查

如泌尿系超声、CT、X 线腹平片等，目的是了解尿路情况，及时发现有无尿路结石、梗阻、反流、畸形等。

四、诊断要点

依据患者症状、体格检查、实验室和影像学检查进行诊断。中段尿标本培养的病原学检查是诊断尿路感染的"金标准"。病原学阳性标准：新鲜中段尿沉渣革兰氏染色后用油镜观察，细菌 >1 个/视野；新鲜中段尿细菌培养计数 $\geqslant 10^5$ CFU/mL；膀胱穿刺的尿培养阳性。符合上述指标之一者，可诊断尿路感染。

五、鉴别诊断

（一）全身性感染疾病

急性 UTI 患者发热等全身感染症状突出，而尿路局部症状不明显时，易与发热性疾病混淆，如流感、疟疾、败血症、伤寒等。

（二）慢性肾盂肾炎

必须有影像学检查的证据，特征为肾盂、肾盏变形，肾外形凹凸不平，两肾大小不等。

（三）肾结核

尿频、尿急、尿痛症状更为突出，可有无痛性血尿和脓尿，严重病例可出现发热、盗汗、体重下降及全身不适。可行 24 小时尿沉渣找抗酸杆菌；晨尿结核分枝杆菌培养；结核菌素试验，血清结核菌抗体监测。X 线腹平片有时可见肾实质钙化灶，晚期肾脏弥漫钙化。

（四）急性尿道综合征

主要表现为下尿路刺激症状，如尿频、尿急、尿痛或排尿不适、膀胱区疼痛等；多见于妇女，有症状、无真性细菌尿。

六、治疗原则及方案

（一）治疗原则

（1）一般性治疗：去除诱发尿路结构及功能异常的因素；合理休息、多饮水、碱化尿液等。

（2）针对病原菌的治疗：在留取清洁中段尿样本进行病原学培养之后，进行经验性治疗，根据药敏试验结果来选择抗感染药物。

（3）抗菌药物的选择原则：①选用对致病菌敏感的药物；②选用尿液中药物浓度高的药物；③选用肾毒性小的药物；④联合用药主要限于严重感染，指征有单一药物治疗失败、严重感染、混合感染、耐药菌株出现。

（4）确定治疗疗程：不同临床类型的尿感应给予不同的治疗方案。

（二）单纯性尿路感染

首先留取尿液标本行细菌学检查，再开始经验性治疗，首选对革兰氏阴性杆菌有效的药物，72小时显效者无须换药，否则应根据药敏结果更改抗生素。

1. 下尿路感染

可选用半合成青霉素或头孢菌素类抗生素连用3天，同时口服碳酸氢钠片，碱化尿液抑制细菌生长。衣原体感染患者要根据药敏试验结果，半合成四环素类、大环内酯类药物的使用要有明确指征，同时应充分权衡利弊，决定是否采用。

（1）单剂抗菌疗法：单剂抗生素治疗无复杂因素存在的膀胱炎，如复方磺胺甲噁唑（SMZ－TMP）4片或头孢克肟0.2 g单剂口服。近年大样本的临床试验资料显示，单剂治疗虽能有效清除膀胱内及尿道的致病菌，但与短程治疗相比，阴道和肠道内的致病菌仍不能有效清除，因此治疗后复发率相对较高。而短程（3天）抗生素治疗与传统的长疗程治疗同样有效，却减少了药物不良反应及治疗花费。为此，现在多提倡实施3天短程治疗。

（2）3天抗菌疗法：优点在于更好地清除肠道及阴道中寄生的致病菌。可选用复方磺胺甲噁唑（SMZ－TMP），每次800 mg/160 mg（2片），每日2次，共计3天。

2. 急性肾盂肾炎

轻、中度肾盂肾炎推荐以口服药物门诊治疗为主，疗程 10 ～ 14 天；重症肾盂肾炎推荐以静脉用药住院治疗为主，疗程 10 ～ 14 天。推荐首选第三代头孢菌素类药物治疗。当药敏结果为革兰氏阳性病原菌时，选择应用青霉素类 + β - 内酰胺酶抑制剂。患者体温恢复正常后 3 天改为口服抗生素，完成 14 天疗程。当药敏结果为耐甲氧西林金黄色葡萄球菌（MR-SA）阳性时总疗程延长至 14 ～ 21 天。

3. 复杂性尿路感染

（1）定义：复杂性尿路感染是指患者伴有导致尿路感染发生或者治疗失败风险增加的合并症，存在尿路结构或功能异常，或其他潜在疾病。

（2）轻中度患者或初始经验治疗。

1）氟喹诺酮类：近期未用过氟喹诺酮类可选择左氧氟沙星；也可使用环丙沙星，对大肠埃希菌和铜绿假单胞菌具有很好的杀菌效果。

2）头孢菌素（2 代或 3a 代）：2 代头孢菌素（如头孢呋辛、头孢孟多），3a 代头孢菌素（如头孢克肟）。

（3）重症患者或初始经验性治疗失败患者。

1）氟喹诺酮类：如果未被用于初始治疗可选用。

2）脲基青霉素（哌拉西林）+ β 内酰胺酶抑制剂：可选用哌拉西林/他唑巴坦。

3）头孢菌素（3b 代）：对假单胞菌的抗菌活性较强，如头孢他啶、头孢哌酮/舒巴坦或头孢哌酮/他唑巴坦。

4）碳青霉烯类：如亚胺培南、美罗培南，可用于敏感菌所致的各类感染。患者病情严重且尿培养提示革兰氏阳性球菌，应经验性选择万古霉素，但应检测血药浓度，肾功能不全者根据肌酐清除率调整剂量。一旦培养结果及药敏结果回报，应尽可能改为窄谱敏感抗菌药物。静脉用药至患者退热 72 小时后，改用口服有效的抗菌药物，完成 14 天疗程。

（4）外科手术治疗：积极手术治疗引起或加重尿路感染的尿路梗阻性疾病，包括结石、肿瘤、狭窄、先天性畸形或神经源性膀胱等。在施行手术前要控制好感染以免手术时继发尿源性脓毒血症。

（三）特殊类型尿路感染

1. 无症状菌尿

（1）不需要筛查和治疗的情况有：绝经前、未孕女性、糖尿病女性、老年人、脊髓损伤的患者、留置导尿管的患者和儿童的无症状菌尿。

（2）需要筛查和治疗的情况：①妊娠期女性；②需要泌尿道手术操作的患者。

2. 反复发作性尿路感染

反复发作性尿路感染（recurrent urinary tract infections，RUTI）必须符合：尿路感染 6 个月内发已 2 次，或 1 年内发作 3 次。

（1）分为细菌持续存在及再感染：①细菌持续存在定义为由同一种细菌引起，并且在较短的期间内再次复发。②再感染定义为患者由不同种类的微生物引起的再次感染。

（2）治疗。①细菌持续存在：患者多为复杂性尿路感染，参照复杂性尿路感染治疗原则。②再感染患者：急性发作期的治疗：同急性非复杂性膀胱炎的抗菌药物短程疗法。

发作间期的预防包括行为治疗及药物治疗。行为治疗：多饮水、性生活后排尿、排便后从前向后擦肛门等；药物治疗：低剂量、长疗程抗菌药物治疗，长期服用 3 ～ 6 个月。

3. 泌尿生殖系真菌感染

（1）抗菌治疗原则及常用抗菌药物。

1）无症状念珠菌尿的治疗：同无症状菌尿。

2）有症状念珠菌尿需要参照标本培养结果和药敏试验结果选择药物。膀胱炎和肾盂肾炎患者，采用氟康唑 400 mg 口服，每天 1 次，2 ～ 4 周；两性霉素 B 0.3 ～ 1.0 mg/kg，静脉滴注，每天 1 次，1 周。服用免疫抑制剂患者需适当延长治疗疗程。光滑念珠菌和克柔念珠菌感染的患者，推荐两性霉素 B 治疗。

（2）手术及外科干预。

七、预防原则

保持局部卫生清洁，尽量避免留置尿管等泌尿系侵入性操作。

八、出院标准

尿感症状消失，体温正常后 3 天。

第十章 腹膜透析相关性腹膜炎

一、概述

（一）腹透相关腹膜炎的定义

腹膜透析（简称腹透，PD）治疗过程中，由于污染、肠源性感染、导管感染及医源性操作等原因，造成致病原侵入腹腔，导致的腹腔内急性感染性炎症。

（二）临床治愈

腹膜炎完全治愈，且无以下任何一种并发症的发生：腹膜炎复发/再发、导管移除、血液透析≥30 天或死亡。

（三）再发（recurrent）

上一次腹膜炎治疗完成后 4 周内再次发生腹膜炎，但致病菌不同。

（四）复发（relapsing）

上一次腹膜炎治疗完成后 4 周内再次发生，致病菌相同，或是培养阴性的腹膜炎；特定病原体引起的腹膜炎结束后 4 周内发生培养阴性的腹膜炎；一次培养阴性的腹膜炎结束后 4 周内出现特定病原体引起的腹膜炎。

（五）重现（repeat）

上一次腹膜炎发作治疗完成后 4 周后再次发生，致病菌相同。

（六）难治腹膜炎（refractory）

规范的抗生素治疗 5 天后，仍有持续性 PD 液混浊或持续性透出液白细胞计数 $>100 \times 10^9/L$。

（七）导管相关腹膜炎（catheter-related peritonitis）

腹膜炎与出口处或隧道感染同时发生（3 个月内），致病菌相同或使用抗生素后，PD 液或采样部位培养阴性。

二、临床表现

腹膜透析相关性腹膜炎的常见临床表现为腹透透出液浑浊、腹痛、伴或不伴发热、腹部压痛和反跳痛。老年患者可仅表现为腹透液浑浊和低血压，而腹痛和腹部体征（压痛及反跳痛）不突出。严重的腹膜炎患者可出现高热、血白细胞显著升高以及低血压或血压值较基础血压明显下降等脓毒血症或感染性休克的表现。

三、实验室检查

对临床疑诊为腹透相关腹膜炎的患者应立即完善相关检查。透出液白细胞计数、分类以及微生物培养对于腹透相关腹膜炎的诊断尤为重要。

（一）必需的检查项目

（1）血常规、尿常规、大便常规。

（2）肝肾功能、电解质、血糖、CRP、ESR 及 iPTH。

（3）透出液常规、病原微生物涂片、培养及药物敏感试验。对于并发隧道压痛者应进行腹部隧道超声检查和隧道口分泌物培养。

（4）腹部超声、胸片、心电图。

（二）根据患者情况可选择的检查项目

（1）血培养、CA125、凝血功能及纤溶指标、贫血相关检查。

（2）超声心动图、腹部 CT 等。

（三）透出液标本的留取

腹透患者透出液浑浊或腹痛，首先应考虑患者是否发生腹透相关腹膜炎，应及时留取第 1 袋浑浊透出液并在 6 小时内送检，包括白细胞计数和分类、革兰氏染色及病原学培养。尽量避免留取标本前使用抗生素，留取过程中注意避免污染。若不能立即送检，应将待检透出液存放于 4 ℃冰箱中冷藏，已接种的培养标本应保存在室温或放置于 37 ℃中进行孵育。如患者就医时为干腹，或未能及时留取第 1 袋浑浊透析液时，需注入 1 L 透出液至少留腹 2 小时，再引流留取标本送检。

（四）透出液白细胞计数和分类

透出液白细胞数受留腹时间长短的影响。对于自动化腹透（APD）或透出液留腹时间较短的患者，即使白细胞绝对数小于 $100 \times 10^6/L$，若多形核中性粒细胞百分比大于 50%，仍需考虑腹透相关腹膜炎，应进一步完善检查以明确诊断。有时透出液白细胞绝对数大于 $100 \times 10^6/L$，但中性多形核白细胞百分比小于 50%，需重复检查以确定诊断。

四、诊断要点

至少符合下列 3 项中 2 项或以上者可诊断腹透相关性腹膜炎。

（1）具备腹膜炎的临床特征，即腹痛和（或）透出液浑浊，伴或不伴发热。

（2）透出液白细胞计数超过 $100 \times 10^6/L$，其中多形核中性粒细胞达 50% 以上。

（3）透出液微生物培养阳性。

五、鉴别诊断

诊断腹透相关腹膜炎时，临床上需根据患者的性别、年龄、伴随症状等情况进行仔细的鉴别诊断。首先需和急腹症合并的腹膜炎鉴别，如急性胰腺炎、急性肠梗阻、急性胆囊炎、急性阑尾炎及腹腔脏器穿孔、破裂；少数情况可能是由于腹腔、盆腔肿瘤引起；女性患者还需排除宫外孕、急性盆腔炎、急性卵巢蒂扭转、黄体破裂等妇科急症。对于以腹透液浑浊为主要表现，需注意排除其他原因，如化学性腹膜炎、血性腹水、嗜酸性粒细胞增多、干腹取样、乳糜腹水和恶性肿瘤等。

另外，透出液性状对腹膜炎病因的评估有一定的参考意义。血性腹水需注意腹腔脏器破裂；腹透液中见到食物残渣或粪渣样物质高度提示消化道穿孔；腹透液高度浑浊、黏稠需注意隧道炎脓液破入腹腔的可能。

六、治疗原则及方案

（一）腹膜炎的初始治疗

典型腹膜炎表现的患者，如腹痛、透出液浑浊，一经发现，在留取透出液标本和更换连接短管后，应尽早开始经验性抗生素治疗，无须等待腹水常规及培养结果。

1. 经验性抗生素的选择和用法

经验性抗生素的抗菌谱须覆盖革兰氏阳性菌和阴性菌，结合患者既往腹膜炎病史、导管出口处及隧道感染史选用抗生素。推荐腹透液中加入抗生素留腹治疗。腹腔用药治疗方案分为间断给药（每天或每间隔若干天仅在一次腹透液交换时加药）和持续给药（每次交换给药）两种，间断给药留腹治疗需持续至少6小时。两种给药方法均可获得有效药物浓度。在同一袋腹透液加入两种抗生素时，应注意是否存在配伍禁忌。万古霉素、氨基糖苷类抗生素和头孢菌素类药物混入一袋大于1 L的透析液中是相容的，而氨基糖苷类与青霉素类抗生素存在配伍禁忌。任何需要混用的抗生素须分别用不同的注射器加入透析液中。应使用无菌技术加抗生素［加药前，使用碘伏在进药端口消毒，然后用70%乙醇棉签擦拭，或用氯己定（洗必泰）消毒进药端口5 min］。

推荐使用一代头孢菌素（如头孢唑林）联合三代头孢菌素（如头孢他啶）作为腹膜炎的初始治疗方案。具体用法：头孢唑林1 g和头孢他啶1 g加入2 L的透析液立即留腹6小时；头孢唑林0.25 g和头孢他啶0.25 g加入2 L的透析液行CAPD治疗。头孢菌素过敏的患者，可用万古霉素替代一代头孢菌素，氨基糖苷类替代三代头孢菌素。不推荐把喹诺酮类抗生素作为革兰氏阴性菌的经验性治疗。短期（≤2周）腹腔使用氨基糖苷类药抗生素是安全的，尽量避免重复或长期（≥3周）使用，以免出现可能的耳毒性以及残余肾功能损害。腹透相关腹膜炎腹腔给药可采用间断给药或连续给药，具体剂量见表10-1，推荐采用连续给药方案。万古霉素通常间隔5～7天给药1次，有条件的单位应监测万古霉素的血药浓度（谷浓度），维持谷浓度在15 mg/L以上；如低于15 mg/L，应追加1次剂量。对于APD腹膜炎患者，推荐APD临时转为CAPD，按照CAPD相关腹膜炎进行治疗。也可考虑在APD期间持续给药或在治疗间期额外予间断留腹治疗的方案。

表 10-1　腹膜炎治疗的腹腔给药抗生素剂量建议

抗生素		间歇（每天1次PD液交换时加药，留腹至少6 h）	持续（每次PD液交换时均加药）
氨基糖苷类	阿米卡星	2 mg/（kg·d）	不建议
	庆大霉素	0.6 mg/（kg·d）	不建议
	妥布霉素	0.6 mg/（kg·d）	不建议

续表 10 - 1

抗生素		间歇（每天 1 次 PD 液交换时加药，留腹至少 6 h）	持续（每次 PD 液交换时均加药）
头孢菌素	头孢唑啉	15 mg/（kg·d）（长留腹） 20 mg/（kg·d）（短留腹）	LD 500 mg/L，MD 125 mg/L
	头孢吡肟	1000 mg/d	LD 500 mg/L，MD 125 mg/L
	头孢哌酮	—	LD 500 mg/L MD 62.5 ～ 125.0 mg/L
	头孢噻肟	500 ～ 1000 mg/d	—
	头孢他啶	1000 ～ 1500 mg/d（长留腹） 20 mg/（kg·d）（短留腹）	LD 500 mg/L，MD 125 mg/L
	头孢曲松	1000 mg/d	
青霉素	青霉素 G		LD 5 万 U/L，MD 2.5 万 U/L
	阿莫西林		MD 150 mg/L
	哌拉西林/他唑巴坦	—	LD 4g/0.5 g，MD 1 g/0.125 g
	替卡西林/克拉维酸	—	LD 3g/0.2 g，MD 300 mg/20 mg/L
其他	氨曲南	2 g/d	LD 500 mg/L，MD 250 mg/L
	环丙沙星		MD 50 mg/L
	克林霉素		MD 600 mg/袋
	磷霉素	4 g/d	
	亚胺培南/西司他丁	500 mg 隔袋添加	LD 250 mg/L，MD50 mg/L
	美罗培南	500 mg/d（在 APD 中长留腹） 1000 mg/d（在 CAPD 中短留腹）	MD 125 mg/L
	万古霉素	每 5 ～ 7 天 15 ～ 30 mg/kg（CAPD） 每 4 天 15 mg/kg（APD）	LD 20 ～ 25 mg/kg，MD 25 mg/L

续表 10 – 1

	抗生素	间歇（每天 1 次 PD 液交换时加药，留腹至少 6 h）	持续（每次 PD 液交换时均加药）
抗真菌	氟康唑	IP（150 ～ 200）mg/（24 ～ 48）h（首选口服）	—
	伏立康唑	IP 2.5 mg/（kg·d）（首选口服）	—

注：PD：腹膜透析；LD：负荷剂量（mg/L）；MD：维持剂量（mg/L）；IP：腹腔注射；APD：自动腹膜透析；"—"表示无数据。

2. 静脉使用抗生素情况

严重腹膜炎患者如合并以下情况：发热（体温超过 38.5 ℃）、血培养阳性、合并肺炎、感染性休克等，建议联合静脉抗生素治疗，根据患者具体情况可经验性使用第三代头孢菌素或第三、四代喹诺酮类等抗生素治疗。常用抗生素使用剂量见表 10 – 2。

表 10 – 2　腹膜炎治疗的全身抗生素用药剂量建议

	药　物	剂　量
抗生素	阿莫西林	500 mg，每天 3 次，口服
	环丙沙星	500 ～ 750 mg/d，口服 CCPD 患者 750 mg，每天 2 次，口服
	克拉霉素	250 mg，每天 2 次，口服
	多黏菌素	静脉注射 300 mg 负荷量（危重患者），以后 60 ～ 200 mg/d
	达托霉素	静脉注射 4 ～ 6 mg/（kg·48 h）
	厄他培南	静脉注射 500 mg/d
	左氧氟沙星	250 mg/d，口服或 500 mg/48 h，口服
	利奈唑胺	静脉注射或口服 600 mL/次，每天 2 次，持续 48 小时，然后 300 mg，每天 2 次
	莫西沙星	400 mg/d，口服

续表 10 - 2

药　　物		剂　　量
抗生素	利福平	体重＜50 kg，口服或静脉注射 450 mg/d；体重≥50 kg，600 mg/d
	替加环素	静脉注射 100 mg 负荷量，以后 50 mg/12 h
	甲氧苄啶/磺胺甲恶唑	160 mg/800 mg. 每天 2 次，口服
抗真菌	阿尼芬净	静脉注射 200 mg 负荷量，以后 100 mg/d
	卡泊芬净	静脉注射 70 mg 负荷量，以后 50 mg/d
	氟康唑	200 mg 负荷量口服，然后 100 mg/d，口服
	氟胞嘧啶	1 g/d，口服
	米卡芬净	静脉注射 100 mg/d
	伏立康唑	200 mg/12 h，口服

注：CCPD：持续循环式腹膜透析。

3．其他治疗

腹透液浑浊明显者，需在透析液中加入肝素 500 U/L 预防纤维蛋白凝块堵塞腹透管；如纤维蛋白凝块阻塞透析管，出现出入液不畅者，予生理盐水加压进水，并予尿激酶（5000 ~ 20000 U 加入生理盐水 20 mL）注入透析管，1 ~ 2 小时后放出，并继续加肝素 500 U/L 透析液留腹治疗。疼痛明显者，可予腹透液快速冲腹治疗（500 ~ 1000 mL 周期，即进即出），必要时腹透液中加入利多卡因 50m g/L（肠鸣音减弱时慎用）。尽量避免使用阿片类强镇痛剂。

4．腹透方案的调整

腹膜炎时腹膜通透性增高，超滤减少可导致液体负荷增加，应及时调整腹透方案以避免发生容量超负荷。

5．密切观察治疗反应

包括腹痛严重程度、透出液混浊程度、透出液白细胞计数等。检查有无合并出口处及隧道感染，是否存在肠梗阻、肠穿孔等外科情况等。

（二）腹膜炎的后续治疗

1．根据临床治疗效果和药物敏感试验选用抗生素

如初始治疗有效，患者腹痛症状通常在 12 ~ 48 小时内明显改善，透

出液转清，可继续经验抗生素治疗方案。若有培养结果，应根据革兰氏阳性菌或阴性菌调整为相应抗生素进行治疗，疗程通常为 2 周。金黄色葡萄球菌、铜绿假单胞菌和肠球菌等引起的腹膜炎，建议疗程 3 周。鉴于大肠埃希菌引起的腹膜炎复发率和重现率较高，建议疗程 3 周。

如初始治疗效果欠佳，即合理抗生素治疗 48 ～ 72 小时，患者仍有明显腹痛、腹透液浑浊，或腹痛虽有所改善，但腹透液仍明显浑浊。建议根据培养结果及药物敏感试验调整抗生素治疗方案；同时重新评估腹膜炎病情及合并症（如是否合并隧道外口和（或）隧道感染、腹腔内脓肿、导管细菌定植以及急性肠梗阻、消化道穿孔和急性胰腺炎等情况），及时复查腹水常规及病原学相关检查（包括真菌、特殊细菌如结核分枝杆菌等）。

2. 针对不同特殊病原菌的处理

根据不同病原体，抗生素的选择和疗程有相应的推荐意见。但不管是何种病原菌引起的腹膜炎，合适的抗生素治疗无效时，均应及时、尽早拔除透析管。

（1）金黄色葡萄球菌性腹膜炎。建议使用敏感抗生素治疗金黄色葡萄球菌性腹膜炎，疗程为 3 周。如 5 天合理抗生素治疗后临床症状未改善，建议手术拔管，拔管后继续抗生素治疗 14 天。金黄色葡萄球菌感染可导致严重腹膜炎，主要是源于导管出口处或隧道感染，也可能源于接触污染。因此，需仔细检查出口处和隧道，治疗症状缓解后还应进一步检查，排除出口处或隧道感染、腹腔内脓肿、细菌定植等诱因。如诊断为导管相关腹膜炎，需拔管处理，治愈后至少 2 周才可尝试重新置管。金黄色葡萄球菌腹膜炎治疗应根据药敏结果继续使用革兰氏阳性菌敏感药物，如果培养菌对甲氧西林敏感，则选择应用第一代头孢菌素，停用抗革兰氏阴性菌药物，同时需排除导管感染。如为耐甲氧西林金黄色葡萄球菌（MRSA）感染，建议使用万古霉素，疗程需 3 周。万古霉素腹腔间断给药剂量是每次 15 ～ 30 mg/kg 体重，最大剂量 2 g。体重 50 ～ 60 kg 患者常规是每 5 天 1 g，重复给药的时间间隔应基于药物谷浓度确定，通常每 5 ～ 7 天给药 1 次。建议有条件单位监测万古霉素血药浓度，若谷浓度小于 15 mg/L，应重复给药。尽可能避免长时间使用万古霉素以防止出现耐万古霉素金黄色葡萄球菌腹膜炎。耐万古霉素金黄色葡萄球菌腹膜炎可使用达托霉素腹腔给药联合或不联合口服利福平作为替补方案。单纯腹腔用药疗效欠佳时可加用利福平口服（体重 <50 kg，450 mg/d；体重 >50 kg，600 mg/d），但疗程不应超过 1 周，以避免细菌耐药。

由于替考拉宁对耐甲氧西林金黄色葡萄球菌生物膜的活性会在 PD 液中削弱，因此，替考拉宁不作为治疗首选。

（2）革兰氏阴性杆菌性腹膜炎。建议对于肠源性革兰氏阴性杆菌性腹膜炎使用敏感抗生素治疗至少 3 周。

对非特异性肠杆菌，可根据药敏试验结果，腹透液加入头孢他啶或头孢吡肟或口服环丙沙星；对产超广谱 β - 内酰胺酶的肠杆菌，可腹腔加入美罗培南或根据药敏试验结果用药；对于产碳青霉烯酶的肠杆菌引起的腹膜炎，建议早期咨询微生物学或传染病专家，由检测到的特定碳青霉烯酶基因来决定最佳的抗感染治疗方案。如果适当抗生素使用 5 天后无改善，建议拔除导管，拔管后继续抗生素治疗 14 天。

（3）铜绿假单胞菌。可试用两种作用机制不同的敏感抗生素治疗假单胞菌性腹膜炎，疗程为 3 周。若伴有出口部位和导管隧道感染的假单胞菌性腹膜炎建议拔除 PD 导管。如果经过 5 天有效抗生素治疗后没有临床缓解，建议早期拔除 PD 导管，而不是使用 3 种抗生素试图挽救治疗。

铜绿假单胞菌腹膜炎通常较重，多由导管出口或隧道感染引起，病情较重，常需拔管，导致较高的技术失败率，因此需积极治疗。喹诺酮类是治疗铜绿假单胞菌腹膜炎的常用药物之一，但莫西沙星对铜绿假单胞菌的抗菌活性较低，需与其他敏感药物联用。其他对单胞菌有效的药物还包括头孢他啶、头孢吡肟、氨基糖苷类抗生素和哌拉西林等。铜绿假单胞菌腹膜炎可根据药敏结果联合使用两种作用机制不同的敏感药物进行治疗，如头孢他啶、头孢吡肟、妥布霉素、哌拉西林中的一种联合喹诺酮类药物治疗，疗程需 3 周。碳青霉烯类药物，如厄他培南和美罗培南等，对单胞菌治疗比较有效，建议有条件的单位对临床表现较严重或药敏显示多重耐药患者优先使用。若伴有导管相关感染，或之前已有导管感染，建议拔除腹透导管，继续口服或是静脉抗感染治疗至少 2 周。

（4）真菌性腹膜炎。当在 PD 液中发现真菌时，建议立即拔除 PD 导管。建议在拔除 PD 导管后继续使用合适的抗真菌药物治疗至少 2 周。

较常见于长期接受多种抗生素或免疫抑制药物治疗以及营养不良、免疫功能低下的患者。由于真菌性腹膜炎导致患者死亡的风险很高，一旦显微镜检查或培养确定为真菌性腹膜炎应立即拔管。常见真菌为白色念珠菌。拔管后继续静脉抗真菌治疗，药物可使用氟康唑、卡泊芬净或伏立康唑等，并根据临床疗效和药敏调整，建议拔管后继续抗真菌治疗 2 周以上。

（5）结核性菌腹膜炎。对结核分枝杆菌引起的腹膜炎建议抗结核治疗作为主要治疗方法，而不是拔管。结核性腹膜炎 PD 患者的主要症状是腹痛和发热。可能因为结核性腹膜炎的表现与细菌性腹膜炎相似，经常导致延误最佳的治疗时间。诊断困难的关键点在于，在疾病的初始阶段，PD 透出液检查中以有核细胞增多为常见表现，在已发表的文献中报道该情况占 65% ～ 78%。由于进行 PD 透出液抗酸杆菌培养常常延迟，而且PD 透出液培养阳性（目前诊断的"金标准"）需要很长的周期。治疗 PD 患者结核性腹膜炎的药物推荐剂量见表 10 - 3。

表 10 - 3　治疗结核性腹膜炎的药物剂量建议

药　　物	剂　　量
异烟肼	口服 5 mg/（kg・d）（最大剂量为 300 mg/d）
利福平	体重 <50 kg，口服 450 mg/d；体重≥50 kg，口服 600 mg/d
吡嗪酰胺	口服 30 mg/kg，每周 3 次
左氧氟沙星	口服 250 mg，每 48 小时 1 次
氧氟沙星	口服 200 mg/d
乙胺丁醇	口服 15 mg/kg，每 48 小时 1 次
莫西沙星	口服 400 mg/d
吡哆醇	口服 50 ～ 100 mg/d

一般来说，对泛敏感结核病的初始药物治疗包括 4 种药物，疗程共 2 个月，随后改为 2 种药物（异烟肼和利福平）至少维持 12 个月。关于治疗结核性腹膜炎的最佳药物剂量的研究证据有限，药物代谢动力学数据表明，PD 患者 PD 透出液中药物浓度可维持在结核分枝杆菌的 MIC 以上，没有必要调整 PD 患者应用异烟肼和吡嗪酰胺的剂量。然而，口服利福平可能无法达到满意的 PD 液药物浓度。此外，PD 患者开始口服利福平后应监测其血压情况，因为它具有强大的肝细胞色素 P450 诱导活性，导致大多数降压药物（包括氨氯地平和美托洛尔）的水平降低。由于需要长

期治疗，应监测药物不良反应，如乙胺丁醇相关的球后神经炎和异烟肼引起的以感觉异常和四肢灼热症状为特征的神经病变。如果结核分枝杆菌对其他药物治疗敏感，则应减少或停用乙胺丁醇。多数患者对抗结核治疗有效，无须拔管。早期确诊 PD 患者结核性腹膜炎对于治疗至关重要，因为治疗延迟是影响死亡率的重要因素。

（三）特殊类型的腹膜炎治疗

复发性、再发性及重现性腹膜炎：对于复发性、再发性或重现性腹膜炎，建议适时拔除 PD 导管。当 PD 透出液培养阴性且透出液白细胞计数低于 $100/\mu L$，同时无伴随的出口部位或隧道感染，应考虑同时移除并重新插入 PD 导管。

（1）再发性腹膜炎。需仔细检查有无导管相关的因素，是否存在个人卫生、操作不当、生活环境、肠道憩室、慢性肠道感染、便秘等问题。治疗上按腹膜炎常规处理，可以重新给予经验抗生素治疗。计算腹膜炎发生率时，再发性腹膜炎应计算为另一次腹膜炎。

（2）复发性腹膜炎。原因可能是腹腔内仍存在活菌（如腹腔脓肿），或腹透导管生物膜形成。革兰氏阳性菌，尤其是凝固酶阴性葡萄球菌需注意评估隧道炎的可能；肠球菌、革兰氏阴性菌包括假单胞菌感染应评估腹腔内脓肿或病变的可能。一般认为治疗上可选用上次有效的治疗方案，治疗有效需延长抗感染疗程达 3 周（2022 年 ISPD 腹膜炎治疗指南不建议延长抗生素疗程）。初始治疗无效，应注意是否存在细菌耐药，可根据药敏重新调整治疗方案。对于甲氧西林耐药金黄色葡萄球菌或表皮葡萄球菌（MRSA 或 MRSE）可考虑加用口服利福平。若调整治疗 48 ～ 96 小时后无改善，可考虑拔管；若临床症状改善后又再次发生同一病原菌（或是培养阴性）感染，应予拔管。

（3）重现性腹膜炎。处理与复发性腹膜炎的处理相似，治疗上按腹膜炎常规处理。

（4）难治性腹膜炎。在诊断难治性腹膜炎时拔除 PD 导管。难治性腹膜炎定义为经过合适的抗生素治疗 5 天后，PD 液仍混浊或透出液白细胞计数仍未达标。如果 PD 透出液中白细胞计数正在朝着趋于正常的方向下降，即使超过 5 天仍可继续观察，而不是在第 5 天透出液还没有彻底清亮就强制拔管。

（5）导管相关性腹膜炎。导管相关感染应与腹膜炎同时治疗，对伴有难治性出口处感染或隧道感染的腹膜炎，建议拔管处理。

（四）停止腹透及拔除透析管的指征及拔管后重置

腹膜炎治疗的重点始终放在保护腹膜、挽救生命，而不是保留腹透管。存在以下情况的患者，建议停止腹透，拔除透析管，改临时或长期血透治疗。

（1）难治性腹膜炎。

（2）合并难治性隧道感染或严重出口处感染。

（3）结核菌或真菌感染。

（4）病情重，合并脓毒血症、感染性休克或肠梗阻、消化道穿孔、胰腺炎等急腹症。

（5）频繁复发的腹膜炎。

拔管后应剪取腹透导管末端进行培养和药敏检测以指导后续用药，并继续完成后续抗感染疗程。

关于腹膜炎拔管与腹透管重置的时间间隔尚无确切数据，经验上推荐在患者腹膜炎治愈后 2～3 周再考虑重新置管；建议真菌性腹膜炎的重新置管间隔时间更长。一些患者发生严重腹膜炎后，可能因腹腔粘连不能重新置管，或即使重新置管成功，但因腹膜衰竭无法继续腹透。目前尚无有效方法预测患者是否会发生这些情况。

（五）拔除腹透管后持续腹腔感染问题

大部分腹透相关腹膜炎患者拔管后腹膜炎可迅速得到有效控制，腹部症状及体征缓解。但部分患者仍持续存在发热、腹痛、腹泻、腹部压痛、反跳痛等表现，临床上需注意以下问题并给予相应的处理：

（1）局限性腹腔积液或局部脓肿形成，应予超声等检查协助诊断，并在超声引导下穿刺及充分引流，同时完善病原菌培养和药敏检查。必要时同时置入多条腹腔引流管，用生理盐水进行腹腔冲洗引流。

（2）根据腹腔引流液培养结果，及时调整抗感染治疗方案。

（3）及时完善全腹 CT，排除胃肠道肿瘤以及是否合并包裹硬化性腹膜炎等。

七、预防原则

对于发生腹透相关腹膜炎患者，应通过仔细询问病史、体格及实验室检查，寻找发生腹膜炎的原因及危险因素，针对可纠正危险因素进行干预，积极预防腹膜炎发生。

（一）避免接触污染

包括透析液交换时污染、加药过程污染、碘伏帽重复使用、透析液袋破损、透析导管或连接导管破损或脱落及透析液过期等。

（二）避免导管出口处和隧道感染

仔细检查导管出口处和隧道，见有分泌物时留取出口处分泌物进行病原微生物培养。

（三）避免便秘、腹泻或肠道感染、泌尿系感染等

长期的便秘可能导致大肠内的大量细菌滞留和毒素积聚，这些细菌和毒素在一定情况下可能通过肠壁进入腹腔，引起腹膜炎。

（四）诊疗操作

肠镜等内窥镜检查、口腔科手术或女性患者妇科宫腔镜检查等侵入性检查和治疗。相关指南建议在行结肠镜诊治前及妇科侵入性操作前预防性使用抗生素，建议在胃肠镜之前和妇科器械侵入性操作前放空腹透液。但由于数据有限，无标准的预防治疗方案推荐。抗生素选择应经验性覆盖革兰氏阳性菌和阴性菌（需氧和厌氧）。

（五）其他原因

警惕如腹透导管生物膜形成、接触宠物等。此外，研究提示高龄、高糖腹透液、肥胖、残余肾功能减退、低钾血症、低白蛋白血症、营养不良、长期使用糖皮质激素等为腹透相关腹膜炎的危险因素。临床上需注意对这些特定人群进行有针对性的干预，以减少腹膜炎的发生。

八、出院标准

患者腹膜炎症状缓解及腹透液常规正常：腹透液常规白细胞 $<$ $100/\mu L$，多核细胞 $<50\%$，同时患者没有需要继续住院处理的并发症和（或）合并症。

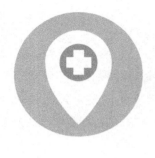

第二编 | 技术操作规范

第十一章　肾穿刺活检术

一、目的

肾活检进行组织病理检查是肾脏疾病最常用的诊断手段，它不仅用于自体肾或移植肾的病理诊断，还有助于进一步了解疾病的发生发展及转归；同时可指导治疗及为判断预后提供更多的信息，也是临床研究的一个重要途径。

二、适应证

凡有弥漫性肾实质损害，包括原发或继发性的肾小球疾病、小管间质疾病、肾血管性疾病等，其病因、病变程度、治疗和预后等问题尚未解决或不明确者，均为肾活检的适应证。

（1）肾病综合征。

（2）肾炎综合征。

（3）急进性肾炎综合征。

（4）各类持续性无症状尿检异常［蛋白尿和（或）镜下血尿］。

（5）非单纯肾后（梗阻）因素导致的急性肾功能减退。

（6）非单纯肾后（梗阻）因素导致的慢性肾功能减退，且肾体积未完全萎缩（超声波测量肾长径：男性≥90 mm，女性≥85 mm），且正常肾结构未完全消失。

（7）移植肾肾活检。

各类非外科因素导致的移植肾肾功能减退、肾功能延迟恢复并疑有肾小管坏死、药物性肾中毒、慢性排异反应以及复发、新生的肾小球疾病。

三、禁忌证

（1）明显出血倾向和（或）凝血功能障碍者。

（2）活动性感染性疾病：急性肾盂肾炎、肾脓肿、肾结核等。

（3）多囊肾。

（4）孤立肾。

（5）较大的肾肿瘤。

（6）肾萎缩的慢性肾功能不全。

（7）大量腹水。

（8）未能控制的高血压或低血压。

（9）未纠正的严重贫血（血红蛋白≤80 g/L）。

（10）精神疾病或不能配合者。

随着肾活检技术的不断改进和提高，肾活检禁忌证的范围逐渐缩小，过去被视为肾活检禁忌证的部分肾病患者现在已经能够相对安全地进行肾活检了。因此，肾活检的禁忌证需根据患者的临床情况综合考虑。

四、操作前准备

（一）患者准备

（1）禁止患者未住院在门诊实施肾穿刺活检。

（2）知情同意与心理疏导：知情同意是任何穿刺活检病理学诊断都必须遵守的常规诊疗规范。肾穿刺活检具有较大的风险性，因此须充分地告知患者穿刺活检的重要性和潜在的风险，让患者知晓穿刺操作医师拥有哪些应对困难和风险的措施，主动地配合穿刺医师操作。对患者进行心理疏导，充分并实事求是地解答患者的疑问，避免患者带着忐忑和疑虑接受穿刺活检。向患者和（或）亲人或监护人说明肾活检的必要性和可能引起的各类并发症，交代相关注意事项，必须取得书面同意。

（3）凝血功能检测与纠正：除了常规检测凝血功能指标以外，尚需认真了解患者是否长期服用阿司匹林、波立维、华法林、银杏叶片、生三七、复方丹参滴丸等活血化瘀药品或保健品，因为上述药品或保健品导致的凝血功能异常，在常规凝血功能检测时常呈假阴性。如果发现患者的凝血功能指标异常，则需查明原因并予以治疗和纠正，如果患者服用了活血化瘀药品或保健品，则需嘱其停止服用。

（4）术前检查包括2次以上的血压测定，已有高血压者积极控制血压；仔细检查全身皮肤黏膜出血倾向及所选择进针部位的局部皮肤，多体毛者应做常规备皮处理。血常规、出血时间、凝血时间（试管法）、凝血酶原时间及血浆纤维蛋白原浓度是出凝血功能的常规检查项目，必要进行血栓弹力图检查。出凝血功能的检查是术前检查的重点。

（5）术前已用抗凝治疗者应停用抗凝药物至少停用 3 天以上，并复查凝血指标，抗血小板药物停用 7 天，必要时检测血栓弹力图。

（6）术前进行双肾超声检查以了解肾脏图像、穿刺部位及进针途径。

（7）要求受检患者尽可能在术前 12 ～ 24 小时内排大便。

（8）术前无任何原因引起的剧烈性咳嗽、腹痛及腹泻者，应推迟肾活检。

（9）非急诊肾活检的女性患者应尽量避开月经期。

（10）严重肾衰竭者术前应加强透析（常行连续性血液净化治疗），并将血压控制在相对正常范围。

（11）焦虑者及不能合作者可酌情应用镇静药。

（12）预计发生出血性并发症可能性较大的患者术前使用维生素 K 及止血药物；高风险出血患者术前可静滴去氨加压素减少出血风险。

（13）呼吸配合与屏气训练：肾虽为腹膜后器官，但它随呼吸而上下移动的幅度仍比较大。尽力呼气后肾上移，可完全置于肋骨的遮掩下，不利于超声影像的显示，肋骨亦有碍实施穿刺活检；尽力吸气后肾下移，大部分尤其是肾下段摆脱肋骨的遮掩，有利于超声影像的显示，亦方便实施穿刺活检。肾穿刺活检的最佳部位是其下段区域，穿刺取材时需肾停止移动，这就需要患者能较好地调节呼吸幅度，尽可能使肾下段区域移动至最佳穿刺路径上，并即刻屏气使肾停止移动。活检术前 1 日，需有经验的医护人员对患者进行呼吸调控与屏气训练。尽可能避免患者入院当日穿刺活检，以免患者训练不到位。

（二）操作材料准备

（1）穿刺针的选择：针的规格 18 G 或 16 G，针体总长度为 150 mm 或 200 mm。选用何种活检针需综合患者的年龄、体型胖瘦、腰肌发达程度以及患肾大小等因素。儿童患者通常腰围较小，脂肪较薄，肾小于成人，适宜选择弹力相对较小的Ⅲ型弹射切割针。对下段前后径 <2 cm 的患肾，亦适宜选择Ⅲ型弹射切割针，可防止穿刺针穿透肾，伤及其腹侧的肠管。对于腰大、皮下脂肪或肾周脂肪较厚的肥胖型患者，或腰肌比较发达的患者，选用切割力较强的Ⅰ型、Ⅱ型弹射切割针，穿刺进针则会更加顺利。

（2）超声波探头的选用及穿刺针固定器：探头可选用矩阵式或扇形式，通常选用相匹配的穿刺针固定器，要求固定器能将进针途径调整至合适的角度，术前应对超声波探头及固定器进行消毒。由于超声波的准确定位及深度测定，现在均无须采用探测针预定位。

（3）选用常规的皮肤消毒液，局麻药可选2%利多卡因。

（4）术中所需的铺巾及敷料应打包高温高压消毒，注射器可选用一次性注射器，通常无须皮肤切口及皮肤缝合。

（5）穿刺针不得重复使用。

（三）现场环境与辅助工作

（1）穿刺活检操作室应尽可能设置在邻近临床科室的病房区域，有条件时可就近选择手术室，便于穿刺结束后患者可快速返回病房接受安全监护，或在可移动的病床上进行穿刺，减少搬动患者的次数，以减少出血并发症。若穿刺操作室距离患者入住的病房较远，应提前制订患者术后转运途中的安全保障措施。

（2）穿刺活检操作室应保持26 ℃左右的干爽环境，需避免操作室内闷热或寒冷。闷热容易导致患者躁动，寒冷容易刺激患者引起其腰部肌肉紧张，增加穿刺针的进针阻力。操作室内减少不必要的人员聚集和走动，人员嘈杂容易导致患者尤其是女性患者紧张，增加肌肉防卫，影响呼吸调适等。

五、操作步骤

（一）体位

受检患者取俯卧位，腹部肋缘下（相当于肾区位置）垫以5～10 cm高的棉枕以减少肾脏移动。双上肢置于两侧，头偏向一侧。嘱患者平静呼吸，特殊情况下可采用侧卧位。

（二）皮肤消毒

通常采用1%聚维酮碘（碘伏）消毒至少3遍或以上，消毒范围包括上至肩胛下线，下至髂后上棘连线，两侧至腋后线，然后铺巾。

（三）穿刺点定位

（1）在实时超声波引导下，操作者能观察到穿刺针的进入路径及深度，因而减少了风险，提高了成功率。

（2）由于右肾位置较低，较易穿刺，故多采用右侧肾活检。探头位置通常置于患者平静呼气末状态下肾脏所在位置，力求避免胸廓肋骨的阻拦。

（3）适当调整 B 超探头位置和方向，使肾脏下极轮廓显示清晰。为提高穿刺成功率，超声波引导线（进针方向）宜与肾脏表面纵轴的垂直线成 15～30°角，但角度不宜过大，否则进针时易滑过肾脏表面，导致取不到肾组织（俗称空穿刺）。

（4）穿刺点应尽量靠近肾下极边缘，进针线一般选择肾下极与集合系统之间的外 1/3，从而避开大血管。个别肥胖患者，肾脏位置较高，只能做肋间穿刺，尽可能沿肋骨上缘进针。

（四）局麻

肾穿刺活检采取局部麻醉。麻醉药首选使用 2% 利多卡因溶液。对皮肤进针点、皮下穿刺路径、肾包膜进针点全程充分麻醉，麻药注射针需经过腰部皮下脂肪、背阔肌、腰髂肋肌、腰方肌、肾周围脂肪囊到达肾被膜，因此，通常应选用外径为 0.71 mm（对应 22 G）、长度为 5 cm 的注射针头。遇患者体型肥胖、腰肌发达时需使用更长的注射针。

（五）穿刺方法

1. 切割槽长度设定

切割式组织学活检穿刺针的组织槽实际长度是 2 cm，但其工作长度是可调节的，分为 1.5 cm 和 2 cm 两种规格。组织槽前端的针尖段长 0.5 cm，所以活检针进入肾组织内的实际长度至少应为 1.5 cm。换言之，若肾下段的最大前后径 < 1.5 cm，活检针则有穿透肾前包膜而伤及前方肠管的风险。通常，为了 1 次穿刺取材即可获得较多的肾小球，在肾下段厚度足够的情况下优先选用 2 cm 的切割槽功能长度。

2. 分步式进针

分步式进针是指穿刺针自皮肤进针点至肾被膜进针点为第一步，自肾被膜进针点至肾内为第二步。第一步进针过程中，患者无须屏气，自然呼吸即可，针尖进至肾被膜时暂停进针，并略向后退针以确保针尖未触及肾被膜。第二步进针前，嘱患者调适呼吸，当超声影像显示肾下段处于最佳穿刺路径时嘱患者屏气，将穿刺针迅速进肾被膜并形成轻度压迹时击发切割按钮，启动切割取材。

3. 安全退针

切割取材过程非常迅速，切割取材完成后需避免快速粗暴退针，以免因患者突然间解除屏气致肾快速大幅度上移，肾在上移过程中受到穿刺针的剪切力作用而发生肾针道撕裂，导致严重内出血。退针需在患者屏气、肾不移动的情况下进行。如果退针前觉察患者即将解除屏气，则应保持穿刺针在位，嘱患者缓慢解除屏气，恢复自然呼吸，平静呼吸数次后再次屏气。在患者轻松屏气状态下，轻柔地退出穿刺针。

（六）标本长度

所取肾组织长度通常为 10 ～ 15 mm，标本过短所取的肾小球数不够，而标本过长则容易穿透肾脏，导致包膜下血肿和（或）肉眼血尿。合格的取材应包括肾皮质和髓质。通常要求 1 ～ 2 次取到足够的肾组织，个别患者因所取组织不够或空穿时可重复穿刺。目前所用穿刺针较细，常穿两针以上。

（七）送检

按各项病理检查的要求分割肾组织及处理，即刻送检，通常行光镜、免疫病理和电镜检查。光镜及电镜分别采用相应的固定液固定，免疫荧光检查将肾组织置于低温生理盐水内，特别要求者另外采用相应的固定液。

（八）伤口包扎

肾穿刺术后敷料包扎伤口，敷以纱布，胶布固定。

六、注意事项

（一）压迫止血

在等待推车将患者送回病房前，用手（或手指）在肾活检进针的体表部位施压，自体肾活检者通常用手掌施压 1 ～ 3 分钟，而移植肾活检者术后均应采用手指或大鱼际部压迫穿刺点 30 分钟，这对于移植肾活检术后的护理来说特别重要。

（二）制动

将患者送回病房后小心平移至病床上，术后患者采取平卧状态，严格腰部制动 6 小时（四肢可放松及缓慢小幅度活动，而严禁翻身及扭转腰部），肾活检术后卧床 24 小时；移植肾活检术后也要求卧床 24 小时。

（三）监测生命体征

早期（术后 6 小时内）应常规检测血压、脉搏、尿色、皮肤颜色、出汗情况、腰腹部症状及体征。出现血压下降或肉眼血尿时应反复查血常规及血细胞比容；腰腹部疼痛显著者应做 B 超，观察是否存在肾包膜下血肿。

（四）其他

避免或及时处理便秘、腹泻及剧烈咳嗽。术后 4 周内禁止剧烈运动或重体力劳动。

七、并发症及处理

肾活检术最常见的并发症是术后肾出血，包括肉眼血尿及肾周血肿，严重者须行肾切除，甚至死亡。防止出血性并发症的关键在于术前详细的出凝血功能检查；此外，超声波是否能清晰地显示肾下极、合理选择正确的穿刺部位、进针方向、肾脏体积大小、活检时的肾功能状态、术中及术后的血压控制情况、原发病的类型（如 IgA 肾病、糖尿病肾病、肾淀粉样变）等，这些常与出血性并发症的发生密切相关。其他常见的并发症有尿潴留、腰痛不适。较少见的并发症有肾动静脉瘘、感染、误伤其他脏器器官。

（一）血尿

绝大多数患者术后都有镜下血尿，但肉眼血尿的发生率仅为 2% ～ 7%。多数肉眼血尿发生在术后第 1 次排尿时，3 ～ 5 次排尿后尿色逐渐转清，一般不超过 2 天。少部分在术后 3 ～ 12 天还会发生肉眼血尿，这类出血可能与患者血栓脱落有关，常发生在发作性肉眼血尿型 IgA 肾病、临床中晚期糖尿病肾病、肾功能不全及血压控制不佳患者。对于严重肉眼血尿患者应采取积极的止血措施，包括持续静脉泵注入垂体后叶素、肌内注射或皮下注射巴曲酶（立止血）及静脉输注维生素 K 等，但不主张使用容易形成血凝块的凝血药物。当患者血细胞比容下降超过 6% 以上或血红蛋白下降 20 g/L 以上或血流动力学不稳定，必须静脉补充液体，维持正常的血液循环，促使较多的尿液排出，以保持泌尿道的通畅，防止血凝块堵塞尿道。如血细胞比容及血红蛋白继续下降，则应及时输血、选择性肾动脉造影介入栓塞以及外科手术以控制活动性大出血。

（二）肾周血肿

如肾出血未与肾盂肾盏相通常常形成肾周血肿。肾周血肿在肾活检术后也较常见，但确切的发生率尚未统计，多为小血肿。临床上常表现为肾活检 3 ～ 5 天后出现的低热、腰痛，可经 B 超检查证实。肾周小血肿卧床休息可自行吸收消散而无后遗症，较大的血肿可在 3 个月内吸收，严重的大血肿处理类似严重的肉眼血尿患者。

（三）尿潴留

术后部分患者因为情绪紧张而出现尿潴留，以致需要协助排尿以及采用导尿措施排尿。发生明显肉眼血尿，且尿中出现较多血凝块者，容易尿路梗阻导致严重的尿潴留。后者应采取经皮膀胱穿刺导尿或三腔导尿管导尿及反复冲洗膀胱，直至患者肾出血停止。

（四）动静脉瘘

少数患者术后动静脉瘘，出现肾活检后无法解释的高血压，移植肾受者的活检部位通常可闻及血管性杂音。多普勒超声检查或肾动脉造影可确诊，多数患者能在 1 ～ 2 年内自行缓解，严重者可在选择性肾动脉造影时采用栓塞治疗。

（五）肾周疼痛

多为轻度钝痛，长时间、较剧烈的疼痛可能与血肿扩大和（或）尿路梗阻有关。对于术后出现剧烈疼痛的患者，或不伴肾周痛而出现双下肢内侧疼痛或腹痛，且同时伴有大量出汗者，应严密观察血压及心率变化并及时测定血细胞比容及血红蛋白浓度，确定有严重出血时应及时处理。

第十二章 中心静脉临时及长期导管置管术

一、颈内静脉临时导管置管术

（一）目 的

中心静脉导管是血液透析和其他血液净化疗法的血管通路之一。根据结构的不同，导管可分为单腔导管、双腔导管和三腔导管。作为血液净化的中心静脉导管，目前多采用双腔导管。其原理是将一根双腔导管置入中心静脉，将双腔导管的其中一腔作为动脉腔，用于引出血液，另一腔作为静脉腔，用于将净化后血液回输患者体内。体外部分分别对动静脉腔用红、蓝两色做出标记，与血管通路的动静脉端相连接。导管的置入部位可为双侧颈内静脉、股静脉以及锁骨下静脉，以右侧颈内静脉作为首选。

（二）适应证

（1）紧急血液透析或临时血液透析。

（2）血浆置换。

（3）血液灌流。

（4）连续性肾脏替代治疗。

（5）其他血液净化治疗。

（三）禁忌证

1. **绝对禁忌证**

（1）穿刺部位存在破损、感染、血肿、肿瘤等。

（2）拟插管的血管有明显新鲜血栓形成或明显狭窄。

2. **相对禁忌证**

（1）在预定插管血管有血栓形成史、外伤史或外科手术史。

（2）安装有起搏器。

（四）操作方法与程序

1. 体位

一般采取仰卧、头低位，右肩部垫起，头后仰，使颈部充分伸展，面部略转向对侧。

2. 穿刺点选择

可以分为前、中、后三种路径穿刺，以中路最为常用。

（1）前路穿刺。前路穿刺点和进针方式：以左手食指和中指在中线旁开，于胸锁乳突肌的中点前缘相当于甲状软骨上缘水平，触及颈总动脉搏动，针尖指向同侧乳头或锁骨的中、内1/3交界处。此路径进针造成气胸的机会不多，但易误入颈总动脉。

（2）中路穿刺。中路穿刺点和进针方式：锁骨与胸锁乳突肌的锁骨头和胸骨头所形成的三角区的顶点，针尖指向同侧乳头方向。因为此点可直接触及颈总动脉，可以避开颈总动脉，误伤动脉的机会较少。另外此处颈内静脉较浅，穿刺成功率高。

（3）后路穿刺。后路穿刺点和进针方式：在胸锁乳突肌的后外缘中、下1/3的交点或距锁骨上缘3～5 cm处作为进针点。在此处颈内静脉位于胸锁乳突肌的下面略偏外侧，针干一般保持水平，在胸锁乳突肌的深部指向锁骨上窝方向。针尖不宜过分向内侧深入，以免损伤颈总动脉，甚至穿入气管内。

3. 具体步骤（中路穿刺）

（1）患者取仰卧位，头低后仰15°～20°，若患者存在肺动脉高压或充血性心力衰竭则可保持水平卧位穿刺。

（2）肩背部略垫高，头转向对侧，使颈伸展。

（3）戴消毒手套，常规消毒、铺巾。

（4）触摸胸锁乳突肌的胸骨头和锁骨头所形成的三角，确认三角形的顶部作为皮肤进针点。

（5）局麻后用局麻针试探颈内静脉的位置、深浅。针尖指向同侧乳头方向，与皮肤成30°～45°角进针，在进针过程中保持注射器内轻度持续负压，能及时判断针尖是否已进入静脉。有静脉回血，确定进入颈内静脉后，认准方向、角度和进针深度后拔出试探针。

（6）用注射器（可含有一定量生理盐水）接上穿刺针，沿局麻针穿刺方向进针，预计针尖达到静脉浅面，一手持针干，另一手持注射器并保持适当的负压，徐徐进针，当针尖进入静脉时，常有突破感，可回抽到通畅的静脉血。如果使用套管针，继续进针 2 ～ 3 mm，确保外套管入静脉腔。固定内针，捻转推进外套管。

（7）旋转取下注射器，将导引钢丝插入，退出穿刺针。如导引钢丝插入困难，不能强行置入。

（8）可用一小尖刀片在穿刺点做一小切口，沿导引钢丝插入扩张管，扩张皮肤和皮下，并进入颈内静脉。扩张时一定要确保导引钢丝尾段伸出扩张管末端，并确保扩张管沿导引钢丝移动，钢丝保持不动。可用一手拿住导引钢丝尾段保持固定，另一手将扩张管徐徐沿钢丝进入皮肤及皮下，如果皮下阻力较大，可以左右捻转扩张管并慢慢推进。

（9）将导管套在导引钢丝外面，导管尖端接近穿刺点，导引钢丝必须伸出导管尾部，将导管送进颈内静脉后，边插导管，边退出钢丝，回抽血液通畅。

（10）用肝素生理盐水冲洗 1 次，如果紧急透析，可直接连接透析管路进行透析；如果非紧急透析，可用纯肝素或肝素盐水按照导管上标注的容量封管。

（11）将导管缝合固定到皮肤上，覆盖敷料。

（五）穿刺注意事项

1. 导管选择

成年人导管的直径一般在 11 ～ 14 Fr，右侧颈内静脉一般选用长度为 12 ～ 15 cm，左侧颈内静脉一般选用长度 15 ～ 20 cm。

2. 确认位置

颈内静脉置管后，最佳的导管尖端位置应位于上腔静脉下 1/3 到上腔静脉与右心房交界处，其位置可通过胸部 X 线、实时心电图监测、超声检查确认。

3. 正式穿刺

（1）正式穿刺时的进针深度往往较试穿刺时要深，因为正式穿刺时粗针头相对较钝，易将静脉壁向前推移甚至压瘪，尤其是低血容量的患者。有时穿透静脉也未抽得回血，这时可缓慢退针，边退边抽往往可抽得回血。

（2）应掌握多种进路的穿刺技术，避免在某一部位过度穿刺。

（3）穿刺过程中穿刺针要直进直退，如需改变穿刺方向时必须将针尖退至皮下，否则会增加血管的损伤。

（4）穿刺成功后应将导管内的气体抽出注入生理盐水，以防固定导管时血液在导管内凝固。

（5）有条件可以在 B 超引导下穿刺，特别是在既往有过多次该部位插管史或穿刺不顺利的患者。

（六）并发症及处理

1. 皮下渗血或血肿

颈内静脉一般情况下压力不高，特别是患者在插管后取半卧位或坐位时，压力更低，不会造成大量出血。但穿刺时如损伤皮下小血管特别是颈外静脉、小动脉时，则有大量出血的可能。如果误伤颈动脉，有可能造成血肿。此时需压迫止血，必要时请外科医生予以结扎止血。较大的血肿有压迫导致窒息的可能，必要时需紧急行气管插管并请外科医生处理。对于有动脉损伤的患者尽量暂停或延缓透析，必要时可用无肝素透析。

2. 气胸、血胸或血气胸

穿刺时有穿破胸膜和肺尖的可能。如果少量气胸不需特殊处理，可自行吸收。如果气胸严重甚至形成张力性气胸，应请外科医生紧急处理。在穿刺扩张或送管时撕裂静脉甚至将导管穿透静脉而送入胸腔内，会造成血胸，如果同时损伤肺组织，则可造成血气胸。如有怀疑，可通过 X 线胸片明确诊断，密切观察病情变化，并请胸外科医生协助处理。

3. 空气栓塞

在穿刺时如果发生咳嗽、呼吸困难等表现时，可能是发生了空气栓塞，应立刻让患者头低脚高、左侧卧位，吸氧，密切观察病情变化，必要时做好心肺复苏和机械通气的准备并请心胸外科医生协助处理。穿刺时应注意观察，发现去掉注射器后血液不向外流而是向体内流的时候，应该立即用手指堵住穿刺针末端，并尽快放入导引钢丝。

4. 心律失常

导丝或导管进入右心房甚至右心室，可以造成心律失常，严重的心律失常甚至可以造成患者猝死。因此，操作中要密切观察患者心律的变化。一旦有严重心律失常发生，应立即终止置管，迅速判断原因，按照心律失常治疗原则处理。

5. 导丝断裂或导丝留在血管内

当导丝沿穿刺针送入血管时，如果发现不顺利，常常会抽出导丝，此时动作不可过于粗暴，否则有可能造成穿刺针锋利的针尖边缘将导丝切断而导致一部分导丝留在体内；导丝送入血管成功后，扩张血管或者放置导管时，一定要确保导丝尾端长出扩张管和导管末端，否则，在扩张或者送入导管时，会将导丝送入血管内。发生导丝断裂到血管内或者导丝全部进入血管内，此时应该请血管介入科或血管外科协助解决。

6. 神经损伤

常见臂丛神经损伤，患者可出现同侧桡神经、尺神经或正中神经刺激症状，主诉有放射到同侧手臂的触电感或麻刺感，此时应立即退出穿刺针或导管。

7. 纵隔损伤

纵隔损伤可引起纵隔血肿或纵隔积液，严重者可造成上腔静脉压迫，此时，应拔出导管并行急诊手术，清除血肿，解除上腔静脉梗阻。

8. 心肌穿孔

由于导管太硬且送管太深直至右心房，当心脏收缩时易穿破心房壁（罕见有穿破右室壁者），如不能及时发现做出正确诊断，后果十分严重，死亡率很高。预防方法：送管不宜过深，右侧颈内静脉导管长度一般为 12 ~ 16 cm。左侧颈内静脉导管长度一般为 14 ~ 20 cm。一定要正确选择规格合适的导管，并在插管后立即行 X 线胸片检查，如果发现插管过深，可向外适当拔出一部分导管并固定。

（七）相关知识

1. 相关解剖基础

（1）颈内静脉解剖（见图 12 - 1）。

1）与同侧颈内动脉的关系：在喉结水平，颈内静脉位于胸锁乳突肌前缘，颈内静脉在与颈总动脉伴行过程中，由上至下，两者间距离逐渐加大。在上段和中段，尤其是上段，两者相邻并有部分交叠。在甲状软骨上缘水平观察，颈内静脉在颈动脉的前外侧，两者部分重叠；在环状软骨水平，颈内静脉位于颈总动脉的外侧，两者平行下行，之间的平均距离约 2 cm；在锁骨上缘水平，两者之间的平均距离增大。

2）颈内静脉和胸锁乳突肌的关系：胸锁乳突肌的位置相对较为固定，但肌肉的宽度因个体差异而不同。胸锁乳突肌前缘在上段和中段距离颈内静脉较近，而后缘距离静脉较远。在胸锁乳突肌前缘中点处，颈内静脉走行于胸锁乳突肌的外侧；胸锁乳突肌三角（胸锁乳突肌胸骨头和锁骨头与锁骨上缘形成的三角）顶点全部在颈内静脉投影内。

（2）颈内静脉穿刺定位。颈内静脉穿刺常用路径有前路、中路和后路等。

1）中路：穿刺点位于颈动脉三角内，颈内静脉在颈动脉三角行走的路径上均可作为穿刺点。三角顶点易定位，且位置较高可避免刺伤肺尖，是较常用的穿刺点。

2）前路：以甲状软骨水平线、胸锁乳突肌内侧缘、颈动脉波动之外侧为穿刺点，与皮肤呈 60°，向同侧乳头方向进针。

3）后路：锁骨上方约 5 cm，胸锁乳突肌后缘与颈外静脉交叉点为穿刺点，针头指向骶尾部，向前对准胸骨上切迹，针轴与矢状面及水平面呈 45°。

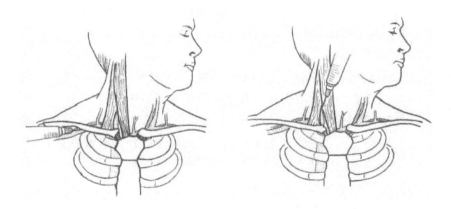

图 12 - 1　颈内静脉穿刺

2. 超声引导下中心静脉穿刺、置管术

普通以解剖标志为指导的深静脉穿刺常需多次穿刺才获成功，且常有并发症发生。近年来便携式超声仪的出现，使超声引导下深静脉穿刺置管技术迅速发展。因其具有穿刺成功率高、并发症少的优点，成为目前临床常用的、安全的技术手段之一。

二、股静脉临时导管置管术

（一）目的

股静脉临时导管置管也是血液透析和其他血液净化疗法的血管通路之一。根据结构的不同，导管可分为单腔导管、双腔导管和三腔导管。作为血液净化的中心静脉导管，目前多采用双腔导管。其原理是将一根双腔导管置入中心静脉，将双腔导管的其中一腔作为动脉腔，用于引出血液，另一腔作为静脉腔，用于将净化后血液回输患者体内。体外部分分别对动静脉腔用红蓝两色做出标记，与血管通路的动静脉端相连接。

（二）适应证

（1）紧急血液透析或临时血液透析。

（2）血浆置换。

（3）血液灌流。

（4）连续性肾脏替代治疗。

（5）其他血液净化治疗。

（6）不能平卧特别是一些心衰患者。

（7）不能适应或不能配合颈内静脉置管术。

（三）禁忌证

1. 绝对禁忌证

（1）穿刺部位存在破损、感染、血肿、肿瘤等。

（2）拟插管的血管有明显新鲜血栓形成或明显狭窄。

2. 相对禁忌证

（1）在预定插管血管有血栓形成史、外伤史或外科手术史。

（2）安装有起搏器。

（3）插管同侧拟行肾移植手术。

（4）同侧肢体有深静脉血栓。

（四）操作方法与程序

1. 体位选择

患者一般仰卧位，膝稍屈，髋关节外旋外展45°。特殊的患者，如心衰时，体位不能完全平卧，可采用半卧位。但完全的端坐位甚至前倾坐位则不适宜行股静脉置管。

2. 穿刺点选择

可选用任一侧股静脉，但因右侧髂静脉与下腔静脉连接处夹角小，更常选用。如为右利手者操作选右侧股静脉插管更顺手。触诊股动脉最明显点，可采用双指法即食指与中指分开触诊股动脉，确定股动脉位置及走向。股静脉位于股动脉内侧0.5～1 cm。一般在腹股沟韧带下方2～3 cm处作为穿刺点。

3. 具体步骤如下

（1）患者取仰卧位，下肢伸直并略外展、外旋。如为患儿，将大腿外展与身体长轴成45°，大腿下垫一小枕，小腿弯曲与大腿成90°，必要时助手协助。

（2）戴消毒手套，常规消毒、铺巾。

（3）股静脉穿刺点通常位于大腿根部的腹股沟区域，可以通过触摸和观察皮肤表面的静脉走向来确定。一般来说，穿刺点位于股动脉脉搏的内侧0.5～1 cm处。

（4）局麻后用局麻针试探股静脉的位置、深浅。针尖指向正中线上的肚脐进针，在进针过程中保持注射器内轻度持续负压，能及时判断针尖是否已进入静脉。有静脉回血，确定进入股静脉后，认准方向、角度和进针深度后拔出试探针。

（5）用注射器（可含有一定量生理盐水）接上穿刺针，沿局麻针穿刺方向进针，预计针尖达到静脉浅面，一手持针干，另一手持注射器并保持适当的负压，徐徐进针，当针尖进入静脉时，常有突破感，可回抽到通畅的静脉血。如果使用套管针，继续进针2～3 mm，确保外套管入静脉腔。固定内针，捻转推进外套管。

（6）旋转取下注射器，将导引钢丝插入，退出穿刺针。如导引钢丝插入困难，不能强行置入。

（7）可用一小尖刀片在穿刺点做一小切口，沿导引钢丝插入扩张管，扩张皮肤和皮下，并进入股静脉。扩张时一定要确保导引钢丝尾段伸出扩张管末端，并确保扩张管沿导引钢丝移动，钢丝保持不动，可用一手拿住导引钢丝尾段保持固定，另一手将扩张管徐徐沿钢丝进入皮肤及皮下，如果皮下阻力较大，可以左右捻转扩张管并慢慢推进。

（8）将导管套在导引钢丝外面，导管尖端接近穿刺点，导引钢丝必须伸出导管尾部，将导管送进股静脉后，边插导管，边退出钢丝，回抽血液通畅。

（9）用肝素生理盐水冲洗1次，如果紧急透析，可直接连接透析管路进行透析。如果非紧急透析，可用纯肝素或肝素盐水按照导管上标注的容量封管。

（10）将导管缝合固定到皮肤上，覆盖敷料。

（五）穿刺前后注意事项

穿刺局部必须做皮肤清洁，严格消毒。穿刺时不要过浅或过深，若过深时，应在渐退针的同时抽吸注射器，即可抽出静脉血。如遇患者较肥胖或水肿明显，穿刺针与皮肤的角度可以适当加大，但避免垂直于皮肤穿刺，同时，一定将针头固定好。若穿刺时，抽出鲜红色血液即表示穿入股动脉，应重新穿刺。需用较长导管，一般股静脉临时导管的长度应该至少19 cm，这样才能够到达下腔静脉。

股静脉导管易感染，如护理不当，易引起导管性菌血症。因影响患者活动及容易血栓形成，不能长时间使用。

（六）并发症及处理

可能引起静脉穿透伤或误伤动脉导致出血，形成血肿。局部血肿，一般压迫即可。但要注意，腹膜后的大血肿可致命，需要外科处理。注意股静脉穿刺误入腹腔内、膀胱内的情况。其他并发症如空气栓塞、导丝断裂的处理同颈内中心静脉置管术。

三、中心静脉长期导管置管术

（一）定义

带涤纶套的中心静脉留置导管由于在皮下建立了一个皮下隧道（tunnel），并通过导管自身的涤纶套与皮下组织粘连封闭了皮肤入口至中心静脉的缝隙，使得该导管固定更加容易和牢固，感染的机会减少，使用时间大大延长。同时，该导管材料的生物相容性更好。但比起真正的永久血管通路（自身或移植动静脉内瘘）仍有较大差距，故常称它为一种长期导管或半永久的中心静脉留置导管。长期导管的置管部位和临时导管一样，首选右侧颈内静脉。中心静脉长期导管置管术是血液透析和其他血液净化疗法的血管通路之一。

（二）适应证

（1）内瘘建立时间不长或拟行内瘘手术的尿毒症患者，因病情需要立即开始维持性血液透析治疗。

（2）内瘘手术多次失败，已经无法在肢体制作各种内瘘。

（3）部分因为心功能较差而不能耐受内瘘的患者。

（4）部分腹膜透析患者，因各种原因需要暂时停止一段时间腹透，用血液透析过渡。

（5）预期生命有限的患者。

（6）预计短期内即可行肾移植的患者。

（三）禁忌证

1. 绝对禁忌证

（1）穿刺部位存在破损、感染、血肿、肿瘤等；

（2）拟插管的血管有明显新鲜血栓形成或明显狭窄。

2. 相对禁忌证

（1）在预定插管血管有血栓形成史、外伤史或外科手术史；

（2）安装有起搏器；

（3）拟留置长期导管的部位曾行过多次临时导管插管；

（4）患者有明显的出血倾向。

（四）操作方法与程序

1. 体位

一般采取仰卧、头低位，右肩部垫起，头后仰，使颈部充分伸展，面部略转向对侧。

2. 穿刺点选择

可以分为前、中、后三种路径穿刺，以中路最为常用。

（1）前路穿刺。前路穿刺点和进针方式：以左手食指和中指在中线旁开，于胸锁乳突肌的中点前缘相当于甲状软骨上缘水平，触及颈总动脉搏动，针尖指向同侧乳头或锁骨的中、内 1/3 交界处。此路径进针造成气胸的机会不多，但易误入颈总动脉。

（2）中路穿刺。中路穿刺点和进针方式：锁骨与胸锁乳突肌的锁骨头和胸骨头所形成的三角区的顶点，针尖指向同侧乳头方向。因为此点可直接触及颈总动脉，可以避开颈总动脉，误伤动脉的机会较少。另外此处颈内静脉较浅，穿刺成功率高。

（3）后路穿刺。后路穿刺点和进针方式：在胸锁乳突肌的后外缘中、下 1/3 的交点或距锁骨上缘 3 ～ 5 cm 处作为进针点。在此处颈内静脉位于胸锁乳突肌的下面略偏外侧，针干一般保持水平，在胸锁乳突肌的深部指向锁骨上窝方向。针尖不宜过分向内侧深入，以免损伤颈总动脉，甚至穿入气管内。

现以中路插管为例加以具体说明，采用钢丝导入法（Seldinger 法）。

3. 具体步骤

操作尽量在 X 线透视下进行，以方便调整导管位置。注意环境的无菌消毒，全程需要严格无菌操作。下面以右侧颈内静脉长期导管留置术为例，描述具体操作方法：

（1）术者戴口罩、帽子及无菌手套。

（2）患者仰卧位，头向左偏，充分暴露右侧颈部三角区（胸锁乳突肌胸骨头、锁骨头及锁骨上缘组成的三角区）。

（3）常规消毒右侧颈部及同侧前胸部位皮肤，铺巾。

（4）用细针连接装有局麻药液的注射器，在皮肤定点处做皮丘，并做皮下浸润麻醉，然后针尖指向同侧乳头方向，与皮肤成 30°～ 45°角指向尾端进针，在进针过程中保持注射器内轻度持续负压，使能及时判断针尖是否已进入静脉。一旦成功，认准方向、角度和进针深度后拔出试探针。

（5）用含有一定量生理盐水的注射器接上穿刺针，沿局麻针穿刺方向进针，预计针尖到达静脉浅面，一手持针干，另一手持注射器并保持适当的负压，徐徐进针，当针尖进入静脉时，常有突破感，回抽血流畅通。根据抽出血液颜色和针头出血速度判断针头进入的是静脉而不是动脉；沿穿刺针放入导丝进入体内 25 ～ 35 cm，导丝末端最好放置下腔静脉腔内。

（6）在体表标记好长期管出口位置，使导管的涤纶套在出口里面 2 ～ 3 cm 处，并使导管的尖端位于右侧胸骨旁的第 3 或第 4 肋间。

（7）局麻后，在标记好的长期管出口处皮肤做 1 个约 1 cm 的横行切口，沿切口向上、向内分离皮下组织形成皮下隧道至导丝出口处，并在导丝出口处做一 1 ～ 2 cm 切口；用隧道针将长期管的末端从皮肤出口处沿皮下隧道引出至导丝处，调整长期管涤纶套的位置离出口 2 ～ 3 cm 处的皮下。

（8）沿导丝放入扩张管扩张皮肤及皮下组织后，沿导丝置入带芯的撕脱鞘；拔除导丝和撕脱鞘芯，同时迅速用指腹堵住撕脱鞘口以避免血液流出或空气进入血管；沿撕脱鞘腔放入长期管，向两侧撕开撕脱鞘至长期管全部进入；检查导管有没有打折，如有打折，分离打折部位的皮下组织使得导管打折部位消失，注意一般应使导管动脉侧位于导管弧形的内侧。

（9）用注射器分别在长期管的动静脉端反复抽吸、推注，确保两端皆出血通畅。

（10）X 线下检查长期管的末端位于上腔静脉接近右心房的开口处，即投影标志位于右侧第 3、4 前肋间或第 7 胸椎。

（11）按标注的动静脉管腔容积注入肝素原液或肝素盐水封管，夹闭夹子，拧上肝素帽。

（12）缝合 2 个切口，缝线固定长期管的体外部分，无菌敷料覆盖伤口。

（五）穿刺中和穿刺后的注意事项

1. 左侧颈内静脉插管方法与右侧相同

因左侧颈内静脉入无名静脉的角度较大，撕脱鞘不要全部进入体内以避免损伤、刺破静脉壁，推荐在 DSA 引导下置入撕脱鞘。

2. 颈内静脉和颈内动脉的位置关系存在个体差异

有条件者可以在术前进行血管超声检查明确两者的位置关系以及中心静脉管腔通畅情况。

3. 放置长期管防止空气栓塞

沿撕脱鞘放置长期管时注意动作要快，以免空气进入体内造成空气栓塞。对于中心静脉压力低的患者，可以在扩容后或采取头低脚高位进行操作，并可叮嘱患者在此时呼气末屏住气。

4. 皮下隧道放置要求

皮下隧道的弧度要大，避免长期管打折或扭转，以保证管腔通畅

（六）并发症及处理

1. 皮下渗血或血肿

颈内静脉一般情况下压力不高，特别是患者在插管后取半卧位或坐位时，压力更低，不会造成大量出血。但穿刺时如损伤皮下小血管特别是颈外静脉、小动脉时，则有大量出血的可能。如果误伤颈动脉，有可能造成血肿。此时需压迫止血，必要时请外科医生予以结扎止血。较大的血肿有压迫导致窒息的可能，必要时需紧急行气管插管并请外科医生处理。对于有动脉损伤的患者尽量暂停或延缓透析，必要时可用无肝素透析。

2. 气胸、血胸或血气胸

穿刺时有穿破胸膜和肺尖的可能。如果少量气胸不需特殊处理，可自行吸收。如果气胸严重甚至形成张力性气胸，应请外科医生紧急处理。在穿刺扩张或送管时撕裂静脉甚至将导管穿透静脉而送入胸腔内，会造成血胸，如果同时损伤肺组织，则可造成血气胸。如有怀疑，可通过 X 线胸

片明确诊断，密切观察病情变化，并请胸外科医生协助处理。

3. 空气栓塞

在穿刺时如果发生咳嗽、呼吸困难等表现时，可能是发生了空气栓塞，应立刻让患者头低脚高、左侧卧位，吸氧，密切观察病情变化，必要时做好心肺复苏和机械通气的准备并请心胸外科协助处理。穿刺时应注意观察，发现去掉注射器后血液不向外流而是向体内流的时候，应该立即用手指堵住穿刺针末端，并尽快放入导引钢丝。

4. 心律失常

导丝或导管进入右心房甚至右心室，可以造成心律失常，严重的心律失常甚至可以造成患者猝死。因此，操作中要密切观察患者心律的变化。一旦有严重心律失常发生，应立即终止置管，迅速判断原因，按照心律失常治疗原则处理。

5. 导丝断裂或导丝留在血管内

当导丝沿穿刺针送入血管时，如果发现不顺利，常常会抽出导丝，此时动作不可过于粗暴，否则有可能造成穿刺针锋利的针尖边缘将导丝切断而导致一部分导丝留在体内；导丝送入血管成功后，扩张血管或者放置导管时，一定要确保导丝尾端长出扩张管和导管末端，否则，在扩张或者送入导管时，会将导丝送入血管内。发生导丝断裂到血管内或者导丝全部进入血管内，此时应该请血管介入科或血管外科协助解决。

6. 神经损伤

常见臂丛神经损伤，患者可出现同侧桡神经、尺神经或正中神经刺激症状，主诉有放射到同侧手臂的触电感或麻刺感，此时应立即退出穿刺针或导管。

7. 纵隔损伤

纵隔损伤可引起纵隔血肿或纵隔积液，严重者可造成上腔静脉压迫，此时，应拔出导管并行急诊手术，清除血肿，解除上腔静脉梗阻。

8. 心肌穿孔

由于导管太硬且送管太深直至右心房，当心脏收缩时易穿破心房壁（罕见有穿破右室壁者），如不能及时发现作出正确诊断，后果十分严重，死亡率很高。预防方法：送管不宜过深，右侧颈内静脉导管长度一般为 12 ~ 16 cm。左侧颈内静脉导管长度一般为 14 ~ 20 cm。一定要正确选择规格合适的导管，并在插管后立即行 X 线胸片检查，如果发现插管过深，可向外适当拔出一部分导管并固定。

由于长期导管有皮下隧道，其中的一些小血管破裂可以导致导管出口在插管后长时间渗血，此时可压迫隧道区止血。

空气栓塞一旦发生，应立即让患者呈头低脚高及左侧卧位，并做好机械通气的准备，必要时请外科医生处理。

第十三章　自体动静脉内瘘成形术

一、概述

自体动静脉内瘘成形术即动静脉内瘘术，主要用于血液透析治疗。动静脉内瘘术是一种血管吻合的小手术，将前臂靠近手腕的桡动脉和临近的头静脉做一缝合，使吻合的静脉中流着动脉血，形成一个动静脉内瘘。动静脉内瘘血管能为血液透析治疗提供足够的血液，为透析治疗的充分性提供保障。自体动静脉内瘘具有安全、血流量充分（200 ～ 300 mL/min）、感染机会少的特点。它基本不影响患者的生活，且易于穿刺。内瘘手术的成功率在60%左右，失败的原因主要是自身血管条件差、流量不够，或者动静脉瘘口处狭窄或血栓形成。成熟的血管内瘘的使用可维持 4 ～ 5 年。

二、手术原理

分别游离上肢头静脉及桡动脉，将头静脉的远心端结扎，近心端于桡动脉行端端吻合或者端侧吻合，从而形成动静脉内瘘。

三、适应证

自体动静脉内瘘成形术适用于慢性肾衰竭需要长时间血液透析的患者。

四、禁忌证

（一）相对禁忌证

（1）预期患者存活时间短于 3 个月：动静脉内瘘手术需要患者在术

后数周至数月内进行透析，手术本身可能存在一定的风险，如感染、出血等。对于存活期短的患者，手术风险可能超过其预期的受益。

（2）心血管状态不稳及心力衰竭：吻合口径大或近心部位的内瘘，在合并贫血、高血压及其他器质性心脏病或慢性心功能不全等基础疾病时，容易发生心力衰竭。

（3）手术部位存在感染：手术部位皮肤感染，应避免在该处手术。

（4）同侧锁骨下静脉安装心脏起搏导管：心脏起搏导管的安装可能会导致同侧锁骨下静脉的血管结构和功能发生改变，包括血栓形成或狭窄，这会影响动静脉内瘘的手术成功率和功能。

（二）绝对禁忌证

（1）静脉狭窄影响静脉回流：四肢近端大静脉或中心静脉存在严重狭窄、明显血栓或临近病变影响静脉回流。

（2）患者前臂艾伦试验（Allen's test）实验阳性：艾伦试验阳性通常表示患者的肢体缺血，可能是由于血管狭窄、闭塞或痉挛等原因引起的。

五、手术前准备

（一）确定手术部位

（1）先上肢，后下肢；先非惯用侧，后惯用侧；先远心端后近心端。

（2）可选的血管前臂腕部桡动脉—头静脉内瘘最常用。

（3）为腕部尺动脉—贵要静脉、肘部内瘘（头静脉、贵要静脉或肘正中静脉—肱动脉或其分股的桡动脉或尺动脉）、下肢内瘘大隐静脉—足背动脉、大隐静脉—胫前或胫后动脉。

（二）评估血管条件

预期选择的静脉直径大于 2.5 mm，预期选择动脉直径大于 2.0 mm。

（三）患者准备

（1）向患者解释动静脉内瘘成形术的目的、方法、注意事项、操作过程、可能的风险。

（2）告知需要配合的事项：如在手术过程中保持合适的体位、肢体不能随意活动等。

（3）输液患者评估药物过敏史，输血患者确认血型等。

（4）评估患者的配合程度以及手术部位的皮肤状况、血管条件等。

（5）可提前协助患者如厕，并取舒适安全卧位。

（四）术者准备

（1）术者修剪指甲，按照六步洗手法洗手，戴帽子、口罩，穿洗手衣。

（2）再次评估手术部位，确定切口位置。

（3）了解自体动静脉内瘘的并发症以及预防和处理措施。

六、手术主要步骤

（一）患者姿势选择

患者平卧于手术台，行臂丛神经阻滞麻醉。

（二）准备手术

外科洗手后常规消毒铺巾。

（三）手术过程

取左桡动脉与头静脉中间做一个长度为 4 cm 手术切口，小心分离头静脉和桡动脉，钳夹后离断头静脉，结扎远端，桡动脉近心端及远心端分别夹血管夹阻断血流，在阻断血流的桡动脉前壁切一个 7 mm 切口，将头静脉断端与桡动脉切口以连续缝合方式吻合，开放桡动脉，观察吻合口血流通畅，桡静脉可触及明显震颤。

（四）术后检查

检查局部无出血，缝合皮肤，术毕消毒，无菌纱布覆盖。

七、血管吻合的方式

常见的血管吻合方式有动静脉端端吻合、端侧吻合、侧侧吻合，首选动静脉端侧吻合（图 13 - 1）。

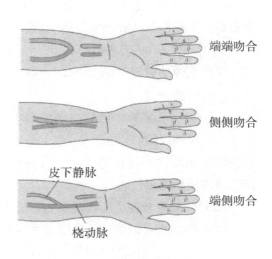

图 13 - 1　常见血管吻合的方式

八、术后处置

(一) 抗凝药物的应用

存在高凝状态或血压低，且术后无渗血，可给予全身抗凝，如口服阿司匹林片、扩管治疗，也可皮下注射低分子肝素钙。

(二) 密切观察术后血管震颤

需要观察造瘘术后头静脉是否有血管震颤，听诊是否有血管杂音；以便术后早期发现血栓形成，及时处理。

(三) 术后注意事项

(1) 避免在内瘘侧肢体输液、输血及抽血化验，避免在手术侧测血压及缠止血带。

(2) 术后 24 小时术侧手部可适当做握拳及腕关节活动，以促进血液循环，防止血栓形成。

(3) 适当抬高造瘘侧肢体，可减轻肢体水肿。

(4) 注意身体姿势及袖口松紧，避免内瘘侧肢体受压。

(5) 必要时肌注罂粟碱缓解血管痉挛，促进内瘘血流通畅。

(6) 术后应适时进行握拳锻炼，通常术后 2 周拆线，其后可束臂握拳锻炼。

九、内瘘成熟时间

内瘘成熟一般需要 4～6 周，内瘘成熟前避免用此瘘透析，术后 3 个月未成熟，则认为造瘘手术失败，需考虑制造新的内瘘。

十、内瘘成熟的判断

(一) 物理检查

(1) 吻合口震颤良好，无异常增强、减弱或消失。

(2) 瘘体段静脉走行平直、表浅、易穿刺，粗细均匀，有足够可供穿刺的区域。

(3) 瘘体血管壁弹性良好，可触及震颤，无搏动增强或减弱、消失。

(二) 超声检查

测定自然血流量 >500 mL/min，穿刺段静脉内径 ≥5 mm，距皮深度小于 6 mm。

十一、常见内瘘术式

（一）腕部

桡动脉—头静脉、桡动脉—贵要静脉、尺动脉—贵要静脉和尺动脉—头静脉；此外，还可以采用鼻咽窝内瘘。

（二）肘部

肱动脉—头静脉、肱动脉—贵要静脉、肱动脉—肘正中静脉。

（三）其他部位

如踝部、大腿部、腋静脉内瘘等，很少采用。常选用桡动脉与头静脉或做侧 – 侧吻合或端 – 端吻合或端 – 侧吻合。吻合可采用缝合法和钛轮钉法。

十二、内瘘并发症

（一）血管狭窄

表现为低血流量，易发生在吻合口，尤其在距吻合口静脉端数厘米内或反复穿刺的部位，与手术操作不当或局部纤维增生有关。早期发现后可行血管球囊扩张术或腔内血管成形术，有些弹性狭窄还可以放支架，在国内大多直接采用手术修复。

（二）血栓形成

手术中损伤血管内膜及使用过程中管腔狭窄导致血流缓慢而引起。另外过度脱水及低血压，不正确的穿刺方法导致局部出血也可诱发。用多普勒超声可准确测定血栓的部位。处理上可行经皮腔内血管成形术（PTA）或血管内扩张术、血管内溶栓术及用带球囊的导管或手术取栓。

（三）静脉窃血综合征

多见于患者本身存在血管循环障碍，如全身性动脉硬化及糖尿病患者。其桡动脉与头静脉作侧 – 侧吻合时，尺动脉血也可经掌动脉弓直接回流到头静脉，因此造成指端发冷、无力、麻木及疼痛以至坏死，检查时发现手背浮肿或发绀。故应选择端 – 端或端 – 侧吻合，若做侧 – 侧吻合，其吻合口应小于 8 mm，若术后发现患者指端疼痛等症状，则可将远端桡动脉结扎。

（四）肿胀手综合征

由于回流静脉被阻断或者动脉血流压力的影响，造成肢体远端静脉回流障碍。早期可以通过握拳增加回流，减轻水肿，长期肿胀必须重新制作内瘘。

（五）假性动脉瘤

主要由于内瘘使用时间过早及定点穿刺的后果。较小的动脉瘤可用弹性绷带压迫，较大的则需手术，可用 PTFE 血管做旁路搭桥手术或切除。

（六）充血性心衰

系动静脉短路所致回心血量增加所致。一旦发生，可采用内瘘包扎压迫或手术缩小瘘口。

（七）感染

较少见，化脓性伤口应行清创、引流及抗生素冲洗，如果血管发生感染应将血管结扎。

第十四章　动静脉人工内瘘人工血管转流术

一、概述

血液透析通路是血液透析关键环节，而永久性通路是长期血液透析患者所必需的。但由于高龄、动脉硬化、反复穿刺静脉损伤、糖尿病血管病变等导致患者自体血管不能行自体动静脉内瘘或多次内瘘手术后闭塞的，人工血管内瘘（arteriovenous graft，AVG）则是较好的选择。

二、手术适应证和禁忌证

适应证：自体动静脉内瘘术失败，浅静脉不适宜手术；缺乏合适的手术血管，尤其是在老年人和糖尿病患者中；穿刺造成的静脉损伤；长期血透患者后期的血透方式；患者需要立即血透，同时避免中心静脉置管的情况（仅限于术后即穿型血管）。

禁忌证：全身情况差，重要脏器功能失代偿，如心力衰竭等；全身脓毒血症；严重凝血功能障碍；手术部位感染；严重的皮肤病未控制期；中心静脉闭塞无法开通；肿瘤晚期，预期寿命不超过半年。

三、术前准备

全面评估患者的全身情况及血管条件：有无心力衰竭等动静脉瘘禁忌证，以及低血压、高凝状态等易致人工血管血栓形成的情况，进一步完善相关检查，保证动脉血供应充足，静脉回流至心脏的路径通畅。

在人工血管动静脉内瘘术前，评估流入道（动脉）和流出道（静脉直径、深度、流速）情况，最低要求为用于吻合人工血管的动静脉内径均应大于 3 mm，手术侧肢体血管的物理检查和超声探查，排除掌弓动脉病变、锁骨下动脉狭窄、供血及回流血管狭窄等，要求动脉需有完整三向波，不可出现严重钙化。

四、操作步骤

（一）麻醉选择

麻醉选择根据手术可选用臂丛阻滞麻醉、局部浸润麻醉。

（二）手术过程

（1）根据血管移植术式和拟做吻合的动静脉位置选择皮肤切口，通常可做一个或多个，切口形状和长度则应根据动静脉的走行、皮下隧道的位置及形状来选择。

（2）游离血管：钝性分离皮下组织，分别暴露和游离一段长 2～3 cm 拟吻合的动脉和静脉。

（3）人造移植血管由包装袋中取出即可直接使用，生物血管使用前需用生理盐水冲洗。

（4）皮下隧道：用皮下隧道器做襻式（U 形）或直桥式（J 形）皮下隧道。

（5）冲洗血管腔：将游离好的动、静脉用血管夹分别阻断其血流，如为端－侧吻合在血管壁上做一纵向切口，长度与移植血管直径相当，以 0.2% 肝素盐水反复冲洗动静脉管腔，起到清除残留血液和血凝块、扩张血管、保持血管组织湿润等作用。

（6）吻合血管：移植血管与自体动、静脉做端－侧吻合。吻合血管可选用 7－0 普理灵血管缝线，血管缝合方式采用单纯连续缝合法。

（7）开放血流顺序：一般先开放动脉端，待移植血管内空气由静脉端吻合口针眼排尽后再开放静脉血流，在吻合口附近触及明显的血管震颤，证实血流通畅后间断缝合皮下组织和皮肤。

五、术中注意事项

（一）分离血管操作

应轻柔、仔细，不要过度牵拉，以防止血管痉挛，切勿损伤血管内膜及血管周围的神经，尽量避免不必要的组织损伤，结扎并切断血管吻合口附近的小血管分支。

（二）人造血管灌洗

可以不用肝素盐水灌洗，以便减少血流贯通后的血清渗出。也可以用肝素盐水灌洗，以便预防和减少手术后的移植血管血栓快速形成。

（三）建立皮下隧道

深浅要适中，过深不易穿刺，过浅可发生感染和局部皮肤坏死，移植血管穿过隧道时应避免扭曲、成角和受压。跨肘窝部位的移植血管搭桥内瘘必须考虑弯曲肘部对血管的影响。

（四）血管吻合

可将移植血管剪成斜面，移植血管的纵轴与吻合血管的纵轴形成的角度尽可能小，以便减少血流阻力，减少静脉端吻合口的内膜增生。长斜面吻合还可以增加吻合口长度防止其狭窄。

（五）开放血流

对吻合口漏血和针眼渗血可先用干纱布或热盐水纱布压迫数分钟，通常可以止血，如有喷射状出血或经压迫止血无效时再做必要的修补。

（六）缝合

缝合皮下组织和皮肤时，对于皮下组织较多的患者应先间断缝合皮下组织，缝合皮肤不宜过紧，以免压迫血管。

六、并发症及处理

（一）血栓形成

一般认为术后 1 个月内发生的血栓，称早期血栓形成，术后 1 个月以上或开始穿刺使用做常规透析后出现的血栓，称晚期血栓形成。

1．早期血栓形成的常见原因

（1）吻合口狭窄，尤其是静脉端吻合口狭窄。

（2）移植血管皮下隧道内扭曲、成角。

（3）术中血管内膜损伤。

（4）术后移植血管周围血肿形成或血清性水肿压迫。

（5）解剖因素，如所选自身血管直径过小。

（6）吻合血管内膜外翻不足。

（7）高凝状态。

（8）各种原因低血压造成的低血流量状态。

（9）血管内膜病变。

（10）术后静脉使用止血药等。

2. 血栓处理

基本原则同自体内瘘。如果需要手术切开取栓，通常在原手术切口打开血管，由于移植血管血栓很长，通常采用 Fogarty 导管将血栓取出，用肝素生理盐水冲洗干净后重新缝合血管切口，开放血流。

（二）感染

据文献报道其发生率为 5%～20%，常可导致动静脉人工内瘘功能丧失，还可引起菌血症、脓毒血症和细菌性心内膜炎等严重后果而危及生命。早期大多数是切口部位感染，尤其重复取栓手术后更容易感染，也可以出现隧道血管感染处理局部浅表的皮肤感染或移植血管周围轻度感染，可局部用药和静脉使用抗生素治疗，必要时摘除移植血管。选择合适的移植材料，以上肢为手术部位，术中和术后应用有效抗生素均能起到积极的预防作用。

（三）血清性水肿

主要发生于人造血管移植。襻式（U 形）移植的发生率可高达 90%以上，表现为移植血管周围弥漫性肿胀，血清性水肿多在术后 1～3 天开始出现，持续 3～6 周常可自行消退，随着人造血管制造技术的改进和质量的不断提高，血清性水肿持续时间逐渐缩短。一般无须特殊处理，在术后尽量抬高术侧肢体，对消肿较慢的患者，可采用红外线灯照射，每天 2～3 次，每次 20～30 分钟。术后 1 周内血透肝素化可加重血清性水肿，此时透析应尽量采用无肝素或低分子肝素透析。

（四）充血性心力衰竭

对于患有冠心病、心律失常、顽固性高血压、器质性心脏病及高龄患者则有发生的可能，多发生于高位动静脉人工内瘘，如上臂肱动脉与腋静脉或贵要静脉间的襻形血管移植，血管吻合口离心脏较近，使回心血流量增加，加重了心脏负担。对这类患者在制作动静脉人工内瘘时应尽量远离心脏，如已发生可做缩小吻合口术和人工血管结扎术。

（五）窃血综合征

上臂分流过大偶有发生，一旦发现术侧肢体远端发绀、皮温降低等严重缺血表现，应尽快结扎或摘除动静脉人工内瘘。

（六）肿胀手综合征

由于静脉回流不足，而动脉吻合口较大，或者患者血压高造成瘘口血液分流比较大，可导致肿胀手综合征，要重点检查中心静脉和上臂回流静脉有无狭窄。血清性水肿也是肿胀手的原因之一，主要是预防该并发症发生，抬高肢体、加强前臂活动可以减轻症状，必要时采用 DSA 检查和治疗。

第十五章　经皮腔内血管成形术

一、概述

经皮腔内血管成形术（percutaneous transluminal angioplasty，PTA）已经成为一项治疗血液透析动静脉内瘘［包括自体动静脉内瘘（AVF）和动静脉移植物（AVG）］狭窄的成熟技术。

二、手术适应证和禁忌证

（一）AVF PTA 指征

符合以下任意一条建议行 PTA：

（1）与相邻正常血管相比，狭窄内径大于 50% 伴以下异常之一：泵控血流量 <200 mL/min 或透后半程泵控血流量 <200 mL/min；静脉压升高（17 G 穿刺针，血流量 200 ~ 250 mL/min 时，静脉压 >120 mmHg）；止血困难（止血时间 >20 min）；穿刺困难；透析充分性下降；瘤样扩张进行性增大；内瘘出现物理检查异常，如视诊瘘局部呼吸现象、束臂可见狭窄或属支静脉出现。触诊：瘘体震颤微弱，可触及搏动；听诊杂音性质改变；举臂试验瘘体不塌陷。

（2）狭窄处内径 ≤1.6 mm。

（3）肱动脉血流量 ≤350 mL/min，阻力指数 ≥0.6。

（二）AVG PTA 指征

符合以下任意一条建议行 PTA：

（1）与相邻正常血管相比，狭窄内径大于 50% 伴以下异常之一：泵控血流量 <200 mL/min 或透析后半程血流量 <200 mL/min；静脉压高（17 G 穿刺针，血流量 200 ~ 250 mL/min，静脉压 >200 mmHg）；止血困难（止血时间 >20 min）；穿刺困难；透析充分性下降；出现如下物理检查异常：瘘体震颤消失，出现搏动或闻及高调杂音；回流静脉某处震颤增强或闻及高调杂音等。

（2）狭窄处内径≤1.7 mm。

（3）肱动脉血流量≤480 mL/min；肱动脉阻力指数≥0.6。

（三）禁忌证

如果发现以下情况需要谨慎选择 PTA 治疗，必要时推迟或不进行 PTA 治疗。

（1）患者生命体征不稳定或存在重要脏器的严重病变。

（2）患者主观上无法配合治疗。

（3）严重的凝血功能障碍。

（4）严重的动静脉内瘘感染。

（5）短期内复发的狭窄，一般指 3 个月内复发狭窄，如果在 PTA 的治疗方法上并无显著变化，应当谨慎选择再次类似的 PTA 治疗。

三、术前准备

（一）术前评估

结合视诊、触诊、听诊及举臂试验、搏动增强试验等对于动静脉内瘘进行物理检查；实验室检查包括：血常规、肝肾功能、电解质、凝血功能筛查；超声扫描。

（二）材料及用物准备

（1）彩色多普勒超声仪（高频线阵探头）。

（2）无菌超声保护套、导丝、球囊导管。

（3）与球囊导管匹配的导管鞘套装以及球囊扩张压力泵。

（4）备用：血管内造影导管。

四、操作步骤

（一）麻醉

手术侧上肢实施臂丛阻滞麻醉。

（二）消毒铺巾

3.5%～5%碘伏，消毒范围：上肢通常自指端至腋下，头静脉弓病变需扩大无菌范围；铺无菌巾，建立无菌屏障以保障足够的操作空间。

（三）导管鞘置入

1．入路选择

依据狭窄的部位及局部解剖学特点，可以选择正向、逆向或双向，原则上尽量保证足够的操作空间，易于穿刺，且操作结束后容易止血。在保证可以顺利通过病变的前提下，尽可能选择静脉作为入路。

2．超声实时引导下穿刺

采用 Seldinger 技术置入导管鞘，建议全程超声实时引导中。

3．术前抗凝

推荐普通肝素，导管鞘置入后 2500 IU 单次经鞘管给予。结合患者基础凝血及手术情况酌情调整。

（四）导丝通过狭窄病变

经导管鞘置入导丝（与球囊导管或血管内造影导管配合），反复捻转，推进导丝，直至通过狭窄部位；通过困难时可酌情尝试配合血管内造影导管、导丝头端塑形、成袢技术、更换不同性能导丝、穿刺针或导管鞘芯锐性开通等方法。

（五）腔内血管成形术

1．球囊选择

可应用高压球囊、超高压球囊及特殊球囊（如双导丝球囊、切割球囊、药涂球囊、棘突球囊等）。球囊直径需根据束臂后与狭窄血管相邻的血管的内径来决定，建议选择与狭窄血管相邻的血管内径 1.1 倍的球囊（通常直径为 4 ～ 7 mm），可根据患者既往治疗情况及术者经验酌情调整，应用切割球囊或治疗动脉病变时谨慎选择球囊直径（球囊直径一般不大于该血管正常情况下内径）。球囊长度可根据病变长度进行选择，如应用涂药球囊需充分覆盖血管损伤部位。

2．血管成形术

导丝引导球囊通过狭窄部位，使用压力泵加压时需观察狭窄变化以控制扩张速度，直至球囊切迹消失；一般维持 30 ～ 120 s；通常反复扩张 2 ～ 3 次；当存在多处狭窄时需综合考虑狭窄、血管损伤程度及球囊通过性等因素确定狭窄处理的先后顺序。

（六）效果评估

（1）保留导丝将球囊导管撤回导管鞘内，结合物理检查及超声检查血管内径、肱动脉血流量、阻力指数。

（2）PTA 技术成功标准：动静脉内瘘原物理检查异常体征消失；狭窄病变纠正或部分纠正；动静脉内瘘功能恢复（超声测量指标恢复至基线水平，或超声测量肱动脉血流量：AVF 肱动脉血流量 >500 mL/min，AVG 肱动脉血流量 >600 mL/min）。

（七）止血缝合

拔除导管鞘后止血点压迫止血或缝合止血均可，推荐缝合止血；超声扫确定血管入口，"8"字荷包缝合皮下隧道，再次超声检查确认局部无血肿压迫给予适度加压包扎。

五、术后注意事项

（一）术后抗凝

推荐低分子肝素，参考患者体重及基础凝血状态，给予抗凝治疗 $1 \sim 2$ 周。

（二）术后随访

1. 随访时机及频次

PTA 治疗后病变具有复发性，因此需要定期复查。首次复查建议术后 1 个月，此后依据病变进展情况酌情 $1 \sim 3$ 月随访，并告知患者通路出现异常随时就诊。

2. 随访内容

（1）通路相关指标回顾：泵控血流量、静脉压、止血时间、透析充分性。

（2）物理检查：视诊、触诊、听诊及举臂试验、搏动增强试验，检查内瘘是否存在狭窄体征。

（3）超声检查：超声自流入道、瘘体、流出道全程进行扫描，结合二维纵切、横切、彩色血流及频谱，尤其注意既往狭窄干预部位。

（4）内径测量：尤其注意原狭窄病变处。

（5）血流量测量：以肱动脉血流量代表通路血流量，肱动脉阻力指数测量。

六、并发症防治

PTA 常见并发症包括血栓形成、夹层、内膜下血肿、血管周围血肿、穿刺点血肿、血管破裂等。

（一）血栓形成

缩短手术时间、定时追加抗凝剂有助于预防血栓形成。

（二）夹层

尽快寻找血管真腔并以球囊进行血管内压迫，必要时置入覆膜支架补救。

（三）血肿

（1）小的血肿不影响通路血流动力学可暂予严密观察。

（2）当血肿较大影响血流动力学或有持续增大倾向时需要处理，可尝试血管内球囊加压同时给予局部外在压迫。

（3）若仍无效可置入覆膜支架。

（四）血管破裂

（1）对于静脉出血，先采用压迫吻合口血流限制出血；对于表浅血管、出血量不大时直接压迫出血点。

（2）对于血管破口不大使用腔内球囊压迫血管破口，PTA球囊以较低压力加压至血流阻断，一般压迫3～5 min。

（3）对于破口巨大的血管破裂，需要考虑手术修补或者直接结扎动静脉内瘘。

第十六章 血液透析

一、目的

通过定期的血液透析来清除患者体内的代谢废物和多余水分，维持电解质和酸碱平衡，从而改善患者的生活质量和延长生存时间。

二、适应证及禁忌证

（一）适应证

（1）终末期肾病。

（2）急性肾损伤。

（3）药物或毒物中毒。

（4）严重水、电解质和酸碱平衡紊乱。

（5）其他情况如严重高热、低体温，以及常规内科治疗无效的严重水肿、心力衰竭、肝功能衰竭等。

（二）禁忌证

无绝对禁忌证，但下列情况应慎用：

（1）颅内出血或颅内压增高。

（2）药物难以纠正的严重休克。

（3）严重心肌病变并有难治性心力衰竭。

（4）活动性出血。

（5）精神障碍不能配合血液透析治疗。

三、操作前准备

检查并保持透析治疗区干净整洁，患者及陪护人员在候诊区等候，操作护士应洗手，戴口罩、帽子。操作材料包括：血液透析器、血液透析管路、内瘘患者备穿刺针、无菌治疗巾、置管消毒包、透析用生理盐水、碘伏和棉签等消毒物品，以及止血带、一次性使用手套、透析液等。

四、操作步骤

（一）透析机开机自检

（1）检查透析机电源线连接是否正常。

（2）打开机器电源总开关。

（3）检查 A、B 液包装、浓度、有效期。

（4）按照机器要求完成全部自检程序，严禁简化或跳过自检步骤。

（二）安装透析器和透析管路

（1）根据医嘱和机器类型选择透析器和透析管路。

（2）检查透析器及透析管路有无破损，外包装是否完好。

（3）查看有效日期、型号。

（4）按照无菌原则进行操作。

（5）管路安装顺序应按照体外循环的血流方向依次安装。

（三）密闭式预冲

（1）启动透析机血泵 100 mL/min，用 1 L 透析用生理盐水先排净透析管路和透析器膜内气体。生理盐水流向为动脉端→透析器→静脉端，不得逆向预冲。

（2）将泵速调至 200～300 mL/min，连接透析液接头与透析器旁路，将透析器翻转 180°，静脉向下，排净透析器膜外气体。

（3）生理盐水预冲量应严格按照透析器说明书中的要求；若需要进行闭式循环或肝素生理盐水预冲，应在生理盐水预冲量达到后再进行。

（4）预冲生理盐水直接流入废液收集袋中，并且废液收集袋置于机器液体架上，不得低于操作者腰部以下。

（5）预冲完毕后根据医嘱设置治疗参数。

（四）血管通路准备

1. 动静脉内瘘穿刺

（1）检查血管通路：有无红肿、渗血、硬结；穿刺部位清洁度；并摸清血管走向和搏动，听诊瘘体杂音。

（2）选择穿刺点后，用碘伏消毒皮肤，直径大于 10 cm，消毒 2 遍。

（3）根据血管的粗细和血流量要求等选择不同型号穿刺针。

（4）操作者穿刺前戴防护面罩、清洁手套，阳性治疗区应穿隔离衣。

（5）采用绳梯式、扣眼式等穿刺方法，避免采用局域式穿刺方法，以合适的角度穿刺血管。先穿刺静脉，再穿刺动脉，动脉端穿刺点距动静脉吻合口 3 cm 以上、动静脉穿刺点的间距 5 cm 以上为宜，固定穿刺针。

2. 中心静脉留置导管

（1）准备置管消毒包、消毒物品和医用垃圾袋等。

（2）颈部静脉置管的患者头偏向对侧，戴口罩。打开中心静脉导管外层敷料，观察导管皮肤入口处有无红肿和渗出、导管固定情况等，消毒导管入口周围皮肤 2 遍后覆盖敷料。

（3）打开导管敷料，分别消毒导管和导管夹子，并固定导管。

（4）打开置管消毒包，戴无菌手套，铺无菌治疗巾。

（5）将导管放于无菌治疗巾上。

（6）先检查导管夹子处于夹闭状态，再取下导管保护帽。

（7）消毒导管接头 2 遍，并避免导管接触非无菌表面，尽可能减少在空气中暴露的时间。

（8）用注射器回抽导管内封管液，回抽量为动、静脉管各 2 mL 左右。如果导管回血不畅时，认真查找原因，严禁使用注射器用力推注导管腔。

3. 移植物血管内瘘穿刺

（1）患者上机前清洗穿刺侧手臂，保持手臂清洁干燥。

（2）检查血管通路：有无红肿、渗血、硬结，并摸清血管走向和搏动，判断血流方向。

（3）使用碘伏、酒精纱布等，采用揉搓摩擦式消毒移植血管内瘘 U 型祥皮肤，消毒面积不少于手臂 2/3。

（4）选择穿刺点后，以穿刺点为中心，用消毒剂由内至外螺旋式消毒至 10 cm 直径的范围，消毒 2 遍。

（5）戴无菌手套，铺无菌治疗巾。

（6）操作者戴防护面罩进行穿刺，阳性治疗区应穿隔离衣。

（7）准确判断血流方向，穿刺点距离吻合口 3 cm 以上，动静脉穿刺点间距 5 cm 以上，避免在血管祥的转角处穿刺。采用象限交叉阶梯式穿刺，交替更换穿刺部位，严禁扣眼式穿刺及同一穿刺点多次反复穿刺。以合适的角度穿刺血管，固定穿刺针。

（五）连接体外循环

（1）根据医嘱推注首剂量抗凝剂。

（2）将动脉管路起始端，连接动脉穿刺针或导管动脉接口，固定动静管路。

（3）打开血泵，启动血液流量 100 mL/min。

（4）血液引至静脉壶时，将静脉管路末端，连接静脉穿刺针或导管静脉接口，建立体外循环，固定静脉管路。

（5）机器提示"准备完成"调整血泵速度 200 ～ 300 mL/min，打开超滤，进入透析治疗状态。

（6）医疗废物放于医疗废物桶中。

（六）血液透析中的监测

（1）体外循环建立后，立即测量血压、脉搏，询问患者有无不适，详细记录在血液透析记录单上。

（2）自我查对：①按照体外循环血流方向的顺序，依次查对体外循环管路系统各连接处和管路开口处，未使用的管路开口应使用保护帽并夹闭管夹。②根据医嘱查对机器治疗参数。③治疗开始后，应对机器控制面板和按键部位等高频接触部位进行消毒擦拭。

（3）双人查对：由其他护士同时再次查对上述内容，并在治疗记录单上签字。

（4）血液透析治疗过程中，应至少每小时：①询问患者有无不适。②观察患者神志状态、机器压力监测及治疗参数、穿刺针及管路固定等是否正常。③测量生命体征，并准确记录。

如果患者血压、脉搏等生命体征出现异常变化，应随时监测，必要时进行心电监护。

（七）回血下机

1. 密闭式回血

（1）治疗结束，透析机器提示回血，护士确认治疗完成。

（2）检查回血生理盐水量是否足量，调整血液流量至 100 mL/min。

（3）打开动脉端预冲侧管，使用生理盐水将存留在动脉侧管内的血液回输 20 ～ 30 s。

（4）关闭血泵，靠重力将动脉端近心侧管路的血液回输入患者体内。

（5）夹闭动脉管路夹子和动脉穿刺针处夹子。

（6）打开血泵，用生理盐水全程回血。回血过程中，可使用双手左右转动滤器，但不得用手挤压静脉端管路。当生理盐水回输至静脉壶、安全夹自动关闭后，停止继续回血，回血过程中禁止管路从安全夹中强制取出。

（7）夹闭静脉管路夹子和静脉穿刺针处夹子。

（8）先拔出动脉端穿刺针，再拔出静脉端穿刺针，放入大容量锐器盒中，注意避免针刺伤和废液滴洒。压迫穿刺部位 2～3 min，用弹力绷带或胶布加压包扎动、静脉穿刺部位。

（9）采用中心静脉导管作为血管通路时：①回血完毕后停止血泵，关闭管路导管夹；关闭中心静脉导管静脉端导管夹；②患者头偏向对侧，戴口罩；③准备冲管生理盐水或预充式导管冲洗装置；④断开中心静脉导管静脉端与管路连接；⑤分别消毒导管、导管夹和管路接头；⑥连接已抽吸生理盐水注射器，打开导管夹，脉冲式推注生理盐水或预充式导管冲洗液，脉冲式推注封管液，关闭导管夹、连接导管保护帽；⑦用无菌敷料包扎中心静脉导管，并用胶布固定；⑧再次消毒导管皮肤入口周围皮肤，更换无菌敷料覆盖，并用胶布固定，并注明更换时间。

（10）通过机器的污水管道排空血液透析器膜内、膜外及其管路内的液体，排放完毕后，将体外循环管路、滤器取下，就近放入医疗废弃物容器内，封闭转运。

（11）擦拭机器完毕后，脱手套，洗手。

（12）嘱患者平卧 10～20 min 后：①检查动、静脉穿刺针部位无出血或渗血后松开包扎带；②测量生命体征；③听诊内瘘杂音。

（13）整理用物，记录治疗单，签名。

（14）如患者生命体征平稳，穿刺部位无出血，内瘘杂音良好，则向患者交代注意事项，测量体重，送患者离开血液透析室。

2. 特殊回血法

对于少部分内瘘压力过高、凝血异常、进行无抗凝剂透析等情况，可采用特殊回血方法。

（1）消毒用于回血的生理盐水的瓶塞和瓶口。

（2）插入无菌大针头，放置在机器顶部。

（3）调整血液流量至 50～100 mL/min。

（4）关闭血泵。

（5）夹闭动脉穿刺针夹子，拔出动脉针，按压穿刺部位 2 ～ 3 min，用弹力绷带或胶布加压包扎。

（6）拔出穿刺针，放入大容量锐器盒中，注意避免针刺伤和血液滴洒。

（7）将动脉管路与生理盐水上的无菌大针头连接，悬挂于输液架上。

（8）打开血泵，用生理盐水全程回血。

（9）夹闭静脉管路夹子和静脉穿刺针处夹子，拔出静脉针，放入透析专用锐器盒或大容量锐器盒中，注意避免针刺伤和废液滴洒，压迫穿刺部位 2 ～ 3 min，用弹力绷带或胶布加压包扎。

（10）嘱患者平卧 10 ～ 20 min 后：①检查动、静脉穿刺针部位无出血或渗血后松开包扎带；②测量生命体征；③听诊内瘘杂音。

（11）整理用物，记录治疗单，签名。

（12）如患者生命体征平稳，穿刺部位无出血，内瘘杂音良好，则向患者交代注意事项，测量体重，送患者离开血液透析室。

3．透析机自动回血

具有自动回血功能的透析机，参照透析机使用说明书操作。断开血管通路与透析管路的操作同密闭式回血。

（八）透析机消毒

（1）每班次透析结束后，机器表面采用 500 mg/L 含氯消毒剂擦拭或中高效消毒剂擦拭。

（2）机器表面若有肉眼可见污染时应立即用可吸附的材料清除污染物（血液、透析废液等），先用 2000 mg/L 含氯消毒液擦拭，再用 500 mg/L 含氯消毒剂擦拭机器表面。遵循先清洁再消毒的原则。

（3）每班次透析结束后应进行机器内部消毒（消毒方法按照说明书要求进行）。

（4）发生透析器破膜、传感器保护罩被血迹或液体污染时，立即更换透析器和传感器保护罩；若发生传感器保护罩破损，立即更换传感器保护罩，待此次治疗结束后请工程专业人员处理。

五、血液透析常见并发症的防治

（一）血液透析患者失衡综合征的防治

该防治法是指发生于透析中或透析后早期，以脑电图异常及全身和神经系统症状为特征的一组病症，轻者可表现为头痛、恶心、呕吐及躁动，重者出现抽搐、意识障碍甚至昏迷。

1. 病因

发病机制是由于血液透析快速清除溶质，导致患者血液溶质浓度快速下降，血浆渗透压下降，血液和脑组织液渗透压差增大，水向脑组织转移，从而引起颅内压增高、颅内 pH 改变。失衡综合征可以发生在任何一次透析过程中，但多见于首次透析、透前血肌酐和血尿素氮高、快速清除毒素（如高效透析）等情况。

2. 治疗

透析失衡综合征的处理流程见图 16 - 1。

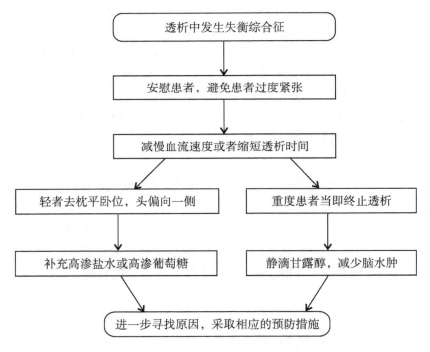

图 16 - 1 透析失衡综合征的处理流程

（1）轻者减慢血流速度，以减少溶质清除，减轻血浆渗透压和 pH 过度变化。对伴肌肉痉挛者可同时输注 4% 碳酸氢钠、10% 氯化钠或 50% 葡萄糖溶液，并予相应对症处理。如经上述处理仍无缓解，则提前终止透析。

（2）重者（出现抽搐、意识障碍和昏迷）建议立即终止透析，并作出鉴别诊断，排除脑卒中，同时予输注 20% 甘露醇。之后根据治疗反应予其他相应处理。透析失衡综合征引起的昏迷一般于 24 h 内好转。

3. **预防措施**

（1）首次透析患者：避免短时间内快速清除大量溶质。首次透析血清尿素氮下降控制在 30% ～ 40% 以内。建议采用低效透析方法，包括减慢血流速度、缩短每次透析时间（每次透析时间控制在 2 ～ 3 h 内）、应用膜面积小的透析器等。

（2）维持性透析患者：采用钠浓度曲线透析液序贯透析可降低失衡综合征的发生率。另外，规律和充分透析，增加透析频率、缩短每次透析时间等对预防有效。

（二）血液透析患者低血压的防治

1. **血液透析中低血压的定义**

目前，透析中低血压（intra-dialytic hypotension，IDH）没有统一的定义，一般指血液透析中患者血压下降一定的数值或比值，并出现需要进行医学干预的临床症状或体征者诊断为血液透析中低血压。血液透析中低血压不仅影响患者生活质量，而且与高死亡率明显相关。

2. **血液透析中低血压的危险因素**

血液透析中低血压的危险因素包括：老年、女性、糖尿病、高磷血症、冠脉疾病、左室心肌功能受损、血管淀粉样变、应用硝酸盐制剂或其他血管活性药物等。

3. **血液透析中低血压的防治**

血液透析中低血压的防治应以预防为主，包括积极预防，早期发现，快速处理，适当扩容。透析中低血压的处理流程见图 16 - 2。

（1）调整患者体位。普遍推荐采用头低足高位。

（2）停止超滤。在血液透析中低血压发作时应该暂时停止超滤，有利于血管再充盈、恢复有效循环血容量。

（3）液体输注。在血液透析中低血压发作时，如果停止超滤与体位干预没有改善的患者，应快速输注一定量的液体，迅速扩张血容量，但过多的液体不利于患者达到干体重。

建议应用高渗葡萄糖溶液、等渗/高渗盐水：50% 葡萄糖注射液 40 ～ 100 mL，静脉注射；生理盐水或高张氯化钠溶液、4% 或 5% 碳酸氢钠

100 ～ 200 mL，快速静脉输注。并在后续透析过程中进行超滤治疗，以清除过多补充的水分。但应避免过量输注液体导致急性左心衰竭。

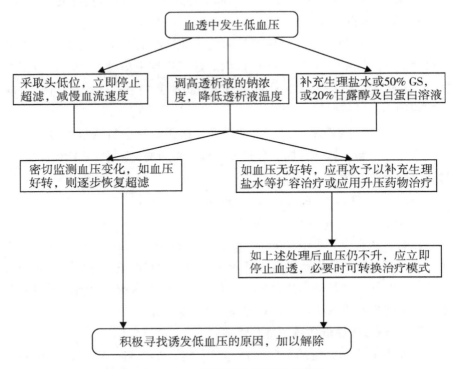

图 16 - 2　透析中低血压的处理流程

输注晶体液无效的患者可以考虑输注胶体液：20% 甘露醇溶液 100 ～ 200 mL，快速静脉滴注；补充 20% 甘露醇溶液仍然无效的患者，可以考虑输注人血白蛋白；上述治疗无效的顽固性透析中低血压的患者，必要时可以考虑给予多巴胺注射液 20 ～ 40 mg，缓慢静脉注射；上述治疗无效，可提前终止透析治疗。

（三）血液透析患者高血压的防治

高血压是血液透析患者最常见的重要并发症。

1. **血液透析患者高血压**

（1）透析高血压：透析过程中平均动脉压较透析前升高 15 mmHg 以上。

（2）透析间期高血压：非透析日血压符合高血压的诊断标准（居家

自测血压连续 6 个非透析日早晨和夜间平均血压≥135/85 mmHg、动态监测血压非透析日 24 小时平均血压≥130/80 mmHg，非透析日诊室血压≥140/90 mmHg）。

2．主要病因和危险因素

（1）残肾功能丧失和钠盐摄入过多等引起的水钠潴留，导致容量负荷过重。

（2）肾素－血管紧张素－醛固酮系统活性增强。

（3）交感神经兴奋。

（4）氧化应激与微炎症状态。

（5）甲状旁腺功能亢进。

（6）睡眠障碍。

（7）药物影响：红细胞生成刺激素、环孢素、他克莫司、肾上腺皮质激素、非甾体抗炎药等。

（8）血液透析对降压药物的体内代谢影响。

（9）其他高血压、糖尿病等原发疾病，铅中毒、肾脏移植等。

3．处理原则

（1）选择合适透析方式和超滤程序，低钠透析。

（2）口服或静脉滴注降压药物。

4．预防措施

（1）限制水钠摄入，避免透析间隙体重增加过多。

（2）避免情绪波动，减轻患者的压力。

（3）透析治疗后达到干体重。

（4）适当地选择血滤、灌流及高通量透析治疗，合理使用降压药。

（四）血液透析患者透中肌肉痉挛的防治

多出现在每次透析的中后期，一旦出现应首先寻找诱因，根据原因采取处理措施，并在以后的透析中采取措施，预防再次发作。

1．寻找诱因是处理的关键

透析中超滤速度过快、低血压、低血容量及应用低钠透析液治疗等导致肌肉血流灌注降低是引起透析中肌肉痉挛最常见的原因；血电解质紊乱和酸碱失衡也可引起肌肉痉挛，如低钙血症、低镁血症、低钾血症等。

2．根据诱发原因酌情采取措施

包括快速输注生理盐水（0.9% 氯化钠溶液 100 mL，可酌情重复）、

50% 葡萄糖溶液或 20% 甘露醇溶液，对痉挛肌肉进行外力挤压按摩也有一定疗效。

3. 针对可能的诱发因素，采取措施

透析中肌肉痉挛的处理流程见图 16 - 3。

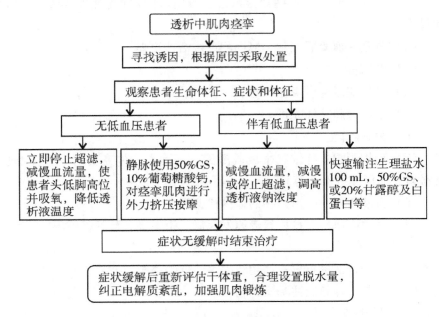

图 16 - 3　透析中肌肉痉挛的处理流程

（1）防止透析低血压发生及透析间期体重增长过多，每次透析间期体重增长不超过干体重的 5%；避免透析中超滤速度过快，尽量不超过 0.35 mL/（kg·min）。

（2）适当提高透析液钠浓度，采用高钠透析或序贯钠浓度透析。但应注意患者血压及透析间期体重增长。

（3）积极纠正低钙血症、低镁血症和低钾血症等电解质紊乱。

（4）鼓励患者加强肌肉锻炼。

（五）血液透析患者透中恶心、呕吐的防治

1. 积极寻找原因

常见原因有透析低血压、透析失衡综合征、透析器反应、糖尿病导致的胃轻瘫、透析液受污染或电解质成分异常（如高钠血症、高钙血症）等。

2. 处理措施

（1）对低血压导致者采取紧急处理措施（血液透析中低血压的预防与治疗）。

（2）在针对病因处理基础上采取对症处理，如应用止吐剂。

（3）加强对患者的观察及护理，避免发生误吸事件，尤其是神志欠清者。

3. 针对诱因采取相应预防措施

避免出现恶心呕吐的关键，如采取措施避免透析中低血压发生。

（六）血液透析患者低血糖的防治

1. 发生原因

葡萄糖的分子量为179 Da，为小分子物质，可通过透析膜，故血液透析中存在葡萄糖的丢失，可出现低血糖，严重者可出现一系列症状，甚至危及生命。

2. 临床表现

低血糖时绝大多数患者有饥饿、心悸、头晕、视力模糊、出汗等症状；其脑部症状则可因发病时间的长短及血糖降低的程度不同而表现为意识改变、癫痫、精神症状甚至偏瘫等；偶有心律失常的表现。

3. 处理措施

应立即采取措施，轻者给予口服甜食类食物及饮料，重症患者在通知医生的同时，迅速由当班护士为患者静注50%葡萄糖注射液40 mL，并密切观察患者的病情变化。对于低血糖昏迷者，要保持呼吸道通畅，吸氧、心电监护。护士准确执行医嘱，备好各种用品及药品，如吸痰器、开口器、舌钳、抢救车等。定时监测患者生命体征，严密监测血糖并观察患者神志、瞳孔等详细记录，及时报告医生。如果有必要停止血液透析。

4. 预防措施

（1）透析当日准备糖块、巧克力、饼干等食品，透析过程中进食防止低血糖反应。

（2）重视透析当日的营养搭配，注意蛋白质和热量的补给，及时调整降血糖药物的用量。

（3）透析过程中严密监测生命体征，随时观察患者病情变化，发现早期低血糖症状如出冷汗、饥饿感等立即予以含糖饮食或者糖块等，防止发生严重低血糖反应。

（4）对于糖尿病肾病并发尿毒症透析患者，应特别注意做好首次透析的观察和护理，询问胰岛素注射情况，透析日禁用胰岛素注射，防止发生低血糖并发症。

（七）血液透析患者透析过程中溶血紧急处理

表现为胸痛、胸部压迫感、呼吸急促、腹痛、发热、畏寒等。一旦发生应立即寻找原因，并采取措施予以处理（图16-4）。

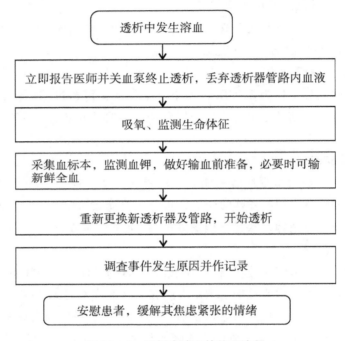

图16-4 透析中溶血的处理流程

1. 明确病因

（1）血路管相关因素：如狭窄或梗阻等引起对红细胞的机械性损伤。

（2）透析液相关因素：如透析液钠浓度过低，透析液温度过高，透析液受消毒剂、氯胺、漂白粉、铜、锌、甲醛、氟化物、过氧化氢、硝酸盐等污染。

（3）透析中错误输血。

2. 处理措施

一旦发现溶血，应立即予以处理。

（1）终止透析，夹闭血路管，丢弃管路中血液。

（2）予氧气吸入，监测生命体征。

（3）采集血标本，监测血钾、血红蛋白。

（4）及时纠正贫血，必要时可输新鲜全血，将血红蛋白提高至许可范围。

（5）严密监测血钾，避免发生高钾血症。

（6）明确溶血原因后应尽快恢复透析。

3．预防措施

（1）透析中严密监测血路管压力，一旦压力出现异常，应仔细寻找原因，并及时处理。

（2）避免采用过低钠浓度透析及高温透析。

（3）严格监测透析用水和透析液，严格消毒操作，避免透析液污染等。

（4）充分预冲透析器及管路的消毒剂。

（5）透析结束回血时不可用止血钳反复夹闭管路。

（6）防止异型输血。

第十七章 血液净化的抗凝方案

一、目的

血液净化的抗凝治疗是指在评估患者凝血状态的基础上，个体化选择合适的抗凝剂和剂量，定期监测、评估和调整，以维持血液在透析管路和透析器中的流动状态，保证血液净化的顺利实施；避免体外循环凝血而引起血液丢失；预防因体外循环引起血液凝血活化所诱发的血栓栓塞性疾病；防止体外循环过程中血液活化所诱发的炎症反应，提高血液净化的生物相容性，保障血液净化的有效性和安全性。

二、出血与血栓风险评估

（一）出血风险评估

（1）血友病等遗传性出血性疾病。

（2）长期使用华法林等抗凝血药物或抗血小板药物。

（3）既往存在支气管扩张、消化道溃疡、肝硬化、痔疮等潜在出血风险的疾病。

（4）严重创伤或围手术期。

（二）血栓风险评估

（1）患有糖尿病、系统性红斑狼疮、系统性血管炎等伴有血管内皮细胞损伤的基础疾病。

（2）既往存在静脉血栓、脑血栓、动脉栓塞、心肌梗死等血栓栓塞性疾病。

（3）有效循环血容量不足，低血压。

（4）长期卧床。

（5）先天性抗凝血酶缺乏或合并大量蛋白尿导致抗凝血酶从尿中丢失过多。

（6）合并严重的创伤、外科手术、急性感染。

三、抗凝剂的使用禁忌

（一）肝素或低分子量肝素

（1）既往存在肝素或低分子量肝素过敏史。

（2）既往诊断过肝素诱发的血小板减少症。

（3）合并明显的出血性疾病。

（4）有条件的单位推荐检测患者血浆抗凝血酶活性，对于血浆抗凝血酶活性＜50％的患者，不宜直接选择肝素或低分子量肝素；应适当补充抗凝血酶制剂或新鲜血浆，使患者血浆抗凝血酶活性≥50％后，再使用肝素或低分子量肝素。

（二）枸橼酸钠

（1）严重肝功能障碍。

（2）低氧血症（动脉氧分压＜60 mmHg）和（或）组织灌注不足。

（3）代谢性碱中毒、高钠血症。

四、抗凝剂的合理选择

（一）普通肝素

适用于没有出血性疾病的发生和风险；没有显著的脂代谢和骨代谢的异常；血浆抗凝血酶活性在50％以上；血小板计数、APTT、PT、INR、D－二聚体正常或轻度异常的患者。

（二）低分子肝素

适用于没有活动性出血性疾病，血浆抗凝血酶活性在50％以上，血小板数量基本正常；但脂代谢和骨代谢的异常程度较重，或APTT、PT延长和INR增加具有潜在出血风险的患者。

（三）阿加曲班、枸橼酸钠、萘莫司他

适用于临床上存在明确的活动性出血性疾病或明显的出血倾向，或APTT、PT明显延长和INR显著增加的患者。

五、抗凝剂剂量的选择

(一) 普通肝素

1. 血液透析、血液滤过或血液透析滤过

一般首剂量 37.5 ～ 62.5 U/kg（0.3 ～ 0.5 mg/kg），追加剂量 625 ～ 1250 U/h（5 ～ 10 mg/h），间歇性静脉注射或持续性透析器/滤器前静脉输注（常用）；血液透析结束前 30 ～ 60 min 停止追加。应依据患者的凝血状态个体化调整剂量。

2. 血液灌流、血浆吸附或血浆置换

一般首剂量 62.5 ～ 125 U/kg（0.5 ～ 1.0 mg/kg），追加剂量 1250 ～ 2500 U/h（10 ～ 20 mg/h），间歇性静脉注射或持续性透析器/滤器前静脉输注（常用）；预期结束前 30 min 停止追加。实施前给予 500 U/dL（4 mg/dL）的肝素生理盐水预冲、保留 20 min 后，再给予生理盐水 500 mL 冲洗，有助于增强抗凝效果。肝素剂量应依据患者的凝血状态个体化调整。

3. 连续性肾脏替代治疗

采用前稀释的患者，一般首剂量 1875 ～ 2500 U（15 ～ 20 mg），追加剂量 625 ～ 1250 U/h（5 ～ 10 mg/h），静脉注射或持续性透析器/滤器前静脉输注（常用）；采用后稀释的患者，一般首剂量 2500 ～ 3750 U（20 ～ 30 mg），追加剂量 1000 ～ 1875 U/h（8 ～ 15mg/h），静脉注射或持续性静脉输注（常用）；治疗结束前 30 ～ 60 min 停止追加。

(二) 低分子量肝素

一般给予 60 ～ 80 IU/kg 静脉注射。血液透析、血液灌流、血浆吸附或血浆置换的患者无须追加剂量；CRRT 患者可每 4 ～ 6 h 给予 30 ～ 40 IU/kg 静脉注射，治疗时间越长，给予的追加剂量应逐渐减少。有条件的单位应监测血浆抗凝血因子Ⅹa 活性，根据测定结果调整剂量。

(三) 枸橼酸钠

用于血液透析、血液滤过、血液透析滤过或 CRRT 患者。枸橼酸钠浓度为 4%，在使用无钙透析液/置换液时 4% 枸橼酸钠滤器前持续注入，速度为 1.3 ～ 1.6X 血流速度（mL/min），控制滤器后的游离钙离子浓度 0.2 ～ 0.4 mmol/L；在静脉端给予 5% 氯化钙或 10% 葡萄糖酸钙持续泵入，经验上 5% 氯化钙初始速度为出口流量速率除以 200，或将 10% 葡萄糖酸

钙输注的初始速度设为出口流量速率除以 125。若使用含钙的置换液并选择预稀释的 CVVH 或 CVVHD 模式，则建议将 5% 氯化钙输注的初始速度设置为 5 mL/h 或将 10% 葡萄糖酸钙输注的初始速度设为 8 mL/h，实际速度依照血气分析结果进行调整，控制患者体内游离钙离子浓度 1.0 ～ 1.2 mmol/L；直至血液净化治疗结束。

单纯血液灌流、单纯血浆吸附或双重血浆置换时，不宜采用枸橼酸钠抗凝。

（四）阿加曲班

用于血液透析、血液滤过、血液透析滤过或 CRRT 患者。一般首剂量 250 μg/kg、追加剂量 2 μg/（kg·min），或 2 μg/（kg·min）持续滤器前输注；CRRT 患者给予 1 ～ 2 μg/（kg·min）持续滤器前输注；血液净化治疗结束前 20 ～ 30 min 停止追加。

（五）萘莫司他

用于血液透析、血液滤过、血液透析滤过或 CRRT 患者。血液透析为例，以 5% 葡萄糖注射液配成药物浓度 7.5 mg/mL 的溶液，开启血泵，设置维持剂量为 5 mL（37.5 mg）/h，可持续泵注 4 h，机停药停。萘莫司他的给药调整范围为 20 ～ 50 mg/h。

（六）无抗凝剂

适用于需要血液透析、血液滤过、血液透析滤过或 CRRT，且存在肝素类药物等抗凝剂使用禁忌的患者。

六、抗凝治疗的并发症与处理

（一）抗凝不足引起的并发症

主要包括透析器和管路凝血，透析过程中或结束后发生血栓栓塞性疾病。

1. 常见原因

（1）存在出血倾向而没有应用抗凝剂。

（2）透析过程中抗凝剂剂量不足。

（3）先天性或因大量蛋白尿引起的抗凝血酶不足或缺乏，而选择普通肝素或低分子量肝素作为抗凝药物。

2. 预防与处理

（1）合理评估患者状况，选择合理抗凝方案。

（2）发生滤器凝血后应及时更换滤器；出现血栓栓塞性并发症的患者应给予适当的抗凝、促纤溶治疗。

（二）出血

1. 常见原因

（1）抗凝剂剂量使用过大。

（2）合并出血性疾病。

2. 预防与处理

（1）血液净化实施前应评估患者的出血风险，确立个体化抗凝治疗方案。

（2）对于发生出血的患者，应重新评估患者的凝血状态，停止或减少抗凝药物剂量。

（3）针对不同出血的病因给予相应处理，并针对不同的抗凝剂给予相应的拮抗剂治疗。

（三）抗凝剂本身的药物不良反应

（1）肝素诱发的血小板减少症：机体产生抗肝素-血小板4因子复合物抗体（HIT抗体）所致。

（2）高脂血症、骨质脱钙：长期使用肝素或低分子量肝素所致。

（3）低钙血症、高钠血症和代谢性碱中毒：枸橼酸钠使用剂量过大或使用时间过长，或存在电解质和酸碱失衡，或存在肝脏、肺脏功能异常。

第十八章　持续性肾脏替代治疗

一、定义及概述

连续性肾脏替代治疗（continuous renal replacement therapy，CRRT）是指一组体外血液净化的治疗技术，是所有连续、缓慢清除水分和溶质治疗方式的总称。传统 CRRT 应持续治疗 24 h 以上，但临床上可根据患者的治疗需求灵活调整治疗时间。CRRT 治疗目的不仅仅局限于替代功能受损的肾脏，近来更扩展到常见危重疾病的急救，成为各种危重病救治中最重要的支持治疗措施之一。

（一）目前 CRRT 主要包括的技术

（1）缓慢连续超滤（SCUF）。

（2）连续性静脉 – 静脉血液滤过（CVVH）。

（3）连续性静脉 – 静脉血液透析滤过（CVVHDF）。

（4）连续性静脉 – 静脉血液透析（CVVHD）。

（5）连续性高通量透析（CHFD）。

（6）连续性高容量血液滤过（HVHF）。

（7）连续性血浆滤过吸附（CPFA）。

（二）其他情况

除此之外，CRRT 常需联合使用一些其他血液净化技术，如血浆置换（PE）、双膜血浆置换（DFPP）、内毒素吸附技术、体外二氧化碳去除技术（ECCOR）、体外膜氧合（ECMO）及人工肝技术。

二、适应证及禁忌证

（一）适应证

1. 肾脏疾病

（1）重症急性肾损伤：伴血流动力学不稳定和需要持续清除过多水或毒性物质，如急性肾损伤合并严重电解质紊乱、酸碱代谢失衡、心力衰竭、肺水肿、脑水肿、急性呼吸窘迫综合征、外科术后、严重感染等。

（2）慢性肾脏病并发症：合并急性肺水肿、尿毒症脑病、心力衰竭、血流动力学不稳定等。

2. 非肾脏疾病

非肾脏疾病包括多器官功能障碍综合征、脓毒血症或感染性休克、急性呼吸窘迫综合征、挤压综合征、乳酸酸中毒、急性重症胰腺炎、心肺体外循环手术、慢性心力衰竭、肝性脑病、药物或毒物中毒、严重容量负荷、严重的电解质和酸碱代谢紊乱、肿瘤溶解综合征、热射病等。

（二）禁忌证

CRRT 无绝对禁忌证，但存在以下情况时应慎用：

（1）无法建立合适的血管通路。

（2）难以纠正的低血压。

（3）恶病质，如恶性肿瘤伴全身转移。

三、治疗前患者评估治疗时机

（一）患者评估

评估患者拟行 CRRT 治疗的适应证和禁忌证，以保证 CRRT 的有效性及安全性。患者是否需要 CRRT 治疗应由有资质的医师决定，但最终决定权为患者或其家属。医师负责患者的筛选、治疗方案的确定等。

（二）治疗时机

（1）出现危及生命的容量负荷过多（如急性肺水肿）、电解质紊乱或酸碱失衡时，应立即进行 CRRT。

（2）当患者治疗所需要的代谢及容量需求超过肾脏能力，考虑进行 CRRT。

（3）对于重症 AKI 患者，急性肾损伤进入 2 期时可考虑进行 CRRT 干预。

（4）对于心脏术后合并容量负荷的急性肾损伤的患者，可考虑 CRRT 的早期干预。

四、治疗模式

（一）治疗模式选择

临床上应根据病情严重程度以及不同病因采取相应的 CRRT 模式及设定参数。常用 CRRT 模式比较见表 18－1。

表 18－1　CRRT 常用治疗模式比较

治疗模式	SCUF	CVVH	CVVHD	CVVHDF
血流量/（mL/min）	50～100	50～200	50～200	50～200
透析液/（mL/min）	—	—	20～30	10～20
置换液/（mL/kg·h）	—	20～30	—	10～20
小分子清除能力	极弱	＋＋＋	＋＋＋	＋＋＋
中分子清除能力	极弱	＋＋＋	—	＋＋＋
溶质转运方式	对流	对流	弥散	对流＋弥散
有效性	清除液体	清除液体及溶质	清除液体及溶质	清除液体及溶质

注：SCUF：缓慢连续超滤；CVVH：连续性静脉－静脉血液滤过；CVVHD：连续性静脉－静脉血液透析；CVVHDF：连续性静脉－静脉血液透析滤过。

（二）治疗剂量

应依据患者治疗需求和残存肾功能水平选择治疗剂量。推荐采用体重标化的流出液容积作为剂量单位［mL/（kg·h）］，治疗剂量建议为 20～25 mL/（kg·h），若采用前稀释治疗模式时，治疗剂量可增加 5%～10%。至少每 24h 对 CRRT 的处方剂量和达成剂量进行评估，要求达成剂量至少大于处方剂量的 80%；当 CRRT 预计治疗时间不足 24 h 时，需通过增加治疗剂量达到治疗目的。

（三）滤过分数

超滤量与经过滤器血浆流量的比值，一般要求控制在 25%～30%。对于 CVVH 和 CVVHDF 模式，置换液既可从血滤器前的动脉管路输入（前稀释），或从血滤器后的静脉管路输入（后稀释），也可从动脉管路和静脉管路同时输入（混合稀释）。

五、血管通路

（一）无隧道无涤纶套中心静脉导管

常用置管方式为颈内、股静脉及锁骨下静脉，右侧颈内静脉及股静脉插管均可作为首选。

（二）带隧道带涤纶套中心静脉导管

并不推荐常规使用，若预计治疗时间超过 3 周，可使用带隧道带涤纶套中心静脉导管，置管方式首选右侧颈内静脉。

（三）动静脉内瘘或者人工血管

不推荐采用动静脉内瘘或者人工血管作为 CRRT 的血管通路。

六、抗凝方法

（一）治疗前患者凝血状态评估和抗凝药物的选择

对于不合并血栓栓塞疾病及其风险的患者，推荐局部枸橼酸抗凝作为 CRRT 抗凝的首选方式；而对于合并血栓栓塞疾病及其风险的患者，首选肝素类全身抗凝剂。

1. 未合并出血风险及凝血功能障碍，并且未接受系统性抗凝药物治疗

推荐 CRRT 抗凝药物选择如下：

（1）无使用枸橼酸禁忌，建议使用枸橼酸抗凝。

（2）存在使用枸橼酸禁忌，建议使用普通肝素或者低分子量肝素抗凝。

2. 合并出血风险且未接受抗凝药物的治疗，CRRT 抗凝药物选择

（1）只要患者无使用枸橼酸禁忌，建议使用枸橼酸抗凝，而不是无抗凝剂方式。

（2）患者存在使用枸橼酸禁忌（动脉氧分压 <60 mmHg 和（或）组织灌注不足、代谢性碱中毒、高钠血症）且无严重肝功能衰竭的患者，建议使用阿加曲班。

（3）不建议使用局部肝素化（鱼精蛋白中和）的方式抗凝。

（4）对于合并肝素诱导的血小板减少症（HIT）的患者，推荐停用所有的肝素类药物，并推荐使用阿加曲班或枸橼酸制剂，而不是其他抗凝药物或无抗凝剂方式。

（二）抗凝方案

（1）局部枸橼酸抗凝：常用处方常为血流速度（mL/min）的 1.3 ～ 1.6 倍，滤器后的游离钙水平控制在 0.25 ～ 0.35 mmol/L。静脉血游离钙应控制在 1.0 ～ 1.35 mmol/L。推荐采用 CVVHDF 及 CVVHD 的治疗模式。对于存在肝功能障碍、严重低氧血症、组织灌注差（乳酸大于 4 mmol/L）及高钠血症的患者，应禁用局部枸橼酸抗凝。

（2）普通肝素目前较少应用。

（3）低分子量肝素：一般给予 60 ～ 80 IU/kg 静脉注射，每 4 ～ 6 h 给予 30 ～ 40 IU/kg 静脉注射，治疗时间越长，给予的追加剂量应逐渐减少。

（4）阿加曲班：一般 1 ～ 2 μg/（kg·min）持续滤器前给药，也可给予一定的首剂量。

（5）萘莫司他：一般给予 20 ～ 50 mg/h，笔者科室常用 37.5 mg/L 持续泵注，效果较好。

（6）无抗凝剂。

七、血滤器选择

根据治疗方式选择血滤器，通常采用高生物相容性血滤器。

八、置换液

（一）CRRT 置换液

主要包括以下两种：商品化的置换液及手工配制的置换液。推荐采用商品化置换液作为治疗的首选。

（二）置换液的常用配方

（1）商品化置换液作为基础置换液（4000 mL，A 液）根据需要加入 10% KCl，并配备相对应的 $NaHCO_3$（B 液）静脉泵入。

（2）改良的 Port 配方，总量为 4250 mL：

A 液：0.9% NaCl 3000 mL + 5% 葡萄糖 170 mL + 注射用水 820 mL + 10% CaCl 26.4 mL + 50% $MgSO_4$ 1.6 mL。

B 液：5% $NaHCO_3$ 250 mL。

九、并发症及处理

可出现低血压、低钾血症、低钙血症、低磷血症、酸碱失衡、感染以及机械因素相关并发症。若治疗时间长，如应用肝素等全身抗凝剂总量过大，容易发生出血或出血倾向。血流量较低、血细胞比容较高或抗凝剂剂量不足，则容易出现凝血；出现维生素、微量元素和氨基酸等丢失，应适当补充。

第十九章　腹膜透析置管术

一、目的

保证透析液可以无障碍地持续双向流动。

二、适应证

（一）慢性肾功能不全（CKD）

当肾小球滤过率（GFR）≤10 mL/min，合并糖尿病患者GFR≤15 mL/min，应开始透析。当存在下列情况时应尽快进入透析：

（1）明显的尿毒症症状，如消化道症状（恶心、呕吐等）、神经精神症状（抽搐、瞻望、意识不清等）。

（2）严重的水钠潴留（严重水肿、高血容量性心力衰竭或高血压）。

（3）严重的电解质紊乱、酸中毒。

（二）急性肾损伤（AKI）

在确立AKI诊断后，出现下列情况之一时，可予以透析：

（1）有明显尿毒症症状。

（2）严重的水钠潴留。

（3）血尿素氮≥28.6 mmol/L（80 mg/dL），血肌酐≥530.4 μmol/L（6 mg/dL）。

（4）严重的电解质紊乱、酸中毒。

（三）急性药物、毒物中毒

腹膜透析能清除具有下列性质的药物和毒物：

（1）可透析性：分子量小于5000 Da。

（2）以非结合形式存在于血液中。腹透与血液透析、血液灌流相比，清除药物、毒物作用相对较弱，在无上述两种设备时，可试用。

（四）其他

急性胰腺炎，肝功能衰竭及高胆红素血症，血流动力学不稳定，儿童、老人、心功能差，凝血功能障碍，存在出血倾向，血管通路建立困难等患者适用。

三、禁忌证

（一）绝对禁忌证

（1）各种腹部病变导致的腹膜清除率降低。

（2）腹壁广泛感染或严重烧伤无法插管者。

（二）相对禁忌证

（1）腹部手术3天内，如伤口未愈合、腹透时切口漏液。

（2）腹膜内有局限性炎症病灶，腹透可使炎症扩散。

（3）晚期妊娠或腹腔内巨大肿瘤，由于腹腔容积减小，腹透效果不理想。

（4）腹腔内血管性疾病，如多发性血管炎、严重动脉硬化、硬皮病等，均会降低透析效能。

（5）严重呼吸功能不全，入液量过大，会加重呼吸功能不全，如做腹透入液量宜少。

（6）长期蛋白质和热量摄入不足者，不宜长期慢性腹透，因腹透每日丧失蛋白超过6 g。

四、腹膜透析置管术医师资质认定

手术医师应具备以下资质：

（1）持有医师资格证书和医师执业证书，于肾脏内科独立工作3年以上，具有中级以上专业技术职称。

（2）受过腹膜透析专项技术培训，具备一定的外科手术基本功。

（3）作为第一助手完成腹膜透析手术15例以上，在上级手术医师指导下作为主刀医师完成手术5例以上。

（4）经中心考核合格并经过所在科室核心组讨论，方可正式成为独立的腹膜透析置管手术医师。

五、腹膜透析置管术的术前准备

（一）患者准备

（1）签署知情同意书。

（2）肠道准备：以下情况需灌肠并联合使用全胃肠动力药：大便次数减少，间隔时间延长，或正常，但粪质干燥，排出困难；粪质不干，但排出不畅；明显腹胀、腹痛；左下腹扪及粪块或痉挛的肠型。

（3）排空膀胱：以下情况需导尿：确诊有阻塞性和非阻塞性尿潴留；常规行耻骨上部的视诊和叩诊高度怀疑有尿潴留；中枢神经疾患以及糖尿病等所致的自主神经损害可能导致尿潴留。

（4）腹膜透析置管术如采用局麻，一般无须禁食，但部分患者由于自身原因或术中组织脏器受到不同程度的牵拉，可能会出现呕吐反应，有导致吸入性肺炎的风险，故术前需减少进食量。若在腰硬联合麻醉下进行，建议禁食、禁饮 6 h 以上。

（5）备皮：患者术前沐浴或进行局部皮肤擦洗。

（二）材料准备

（1）此处以 Tenck-hoff 直管为例，准备腹膜透析导管包（Tenck-hoff 直管），包括简包（开腹时使用）和全包（超声引导下穿刺使用）。

（2）钛接头 1 包、腹膜透析一次性使用连接管 1 条、碘帽 1 个、蓝夹子 2 个。

（3）腹带（开腹时使用）。

（4）隧道穿刺针和导丝。

（三）手术医生准备

（1）评估手术指征。

（2）判断患者有无手术及腹膜透析禁忌证。

（3）手术切口：腹膜透析导管植入手术的切口定位极为重要。若定位准确，则有利于术中顺利插管，并确保导管末端处于膀胱直肠陷凹或子宫直肠陷凹（又称道格拉斯窝）的恰当位置；若定位过低，则可能导致插管过深引起疼痛或插管时遇到阻力无法顺利进行；若定位过高，则可能导致导管末端未进入真骨盆腔，大大增加导管移位的发生风险。若选择 Tenck-hoff 直管，通常采用平卧位耻骨联合上缘向上 9 ～ 13 cm，左侧或右侧旁正中切口，需根据患者的腹壁脂肪厚度和腹腔前后径距离调整标记线的上下位置，从而保证从腹壁切口到膀胱直肠陷凹或子宫直肠陷凹底部的距离约 15 cm。

（4）完善术前化验检查：血常规、血型、大小便常规、生化、电解质、感染八项筛查、凝血功能检查、X 线胸片、腹部 B 超、心电图、心彩超。

（5）若高度怀疑有尿潴留、腹腔粘连、腹壁及腹腔占位、脓肿、腹部有外科情况时，应做腹部 B 超检查。评估患者是否存在对腹膜透析治疗有影响的疾病，如腹壁疝、脐疝等，应在疝修补手术后再行腹膜透析导管植入手术。

（6）备皮：术前备皮应在手术当日进行，范围包括剑突至大腿上 1/3 的前、内侧和外阴部，两侧至腋后线. 操作时注意手法轻柔，避免损伤皮肤。

（7）预防性抗生素应用：术前应预防性使用抗生素，在插管时应经静脉给予一次抗生素以降低后续感染的风险，其中使用最多的是头孢唑啉（1 g）或头孢呋辛（1.5 g）或万古霉素（1 g）。

（8）镇静：对于紧张恐惧者，可于术前 30 min 肌内注射苯巴比妥钠 0.1～0.2 g 或哌替啶 50 mg 镇静。

六、腹膜透析导管置入的方式

腹膜透析导管植入的方式包括穿刺法、外科开放式手术和腹腔镜置管 3 种。于彩色超声或 X 线透视引导下采用 Seldinger 技术穿刺法置管，其安全性和成功率较盲穿法有很大提高。腹腔镜置管具有简便、安全、微创、恢复快的特点，目前在国内一些腹膜透析中心也逐渐得到开展。但是，腹腔镜手术对技术和设备的要求较高，往往需由外科医师实施或协助，费用较高，故目前适用于预计置管有困难（如腹腔广泛粘连）的择期透析患者，或进行导管功能障碍（如导管移位、大网膜包裹等）的矫正手术。外科开放式手术是目前国内最常用的导管植入方式，其效果确切可靠，并发症少，手术成功率往往与操作者的技术和经验密切相关。

本书描述的为 B 超引导下腹膜透析置管术及外科开放式腹膜透析置管术的简要过程。

七、腹膜透析置管术的手术过程

（一）标准手术法基本过程（以 Tenck-hoff 直管为例）

（1）手术开始前严格消毒腹部皮肤。

（2）切口选择多在左侧或右侧旁正中切口，耻骨联合上缘 9 ~ 13 cm 处，切口长 2 ~ 4 cm。如患者以前做过腹部外科手术，应避开原切口，以避免瘢痕下肠粘连。在麻醉下切开皮肤，钝性分离皮下组织。纵行剪开腹直肌前鞘，钝性分开腹直肌。在腹膜上做一小切口约 0.5 cm，沿切口周围做一圈荷包缝合。

（3）将金属导丝插入腹透管内，以协助透析管从手术口向膀胱直肠陷凹（女性为子宫直肠陷凹）徐徐放入。在放入导管时，要问患者的自我感觉，如患者觉会阴部有坠胀感或便意，则表示放入的透析管位置是对的。如患者自觉会阴部疼痛明显，表示导管插入过深，可缓慢退出 0.5 ~ 1 cm，以会阴部无明显不适感为宜。如果放入透析管中遇到阻力，可能是网膜缠绕或透析管触到肠襻，此时应退出，改换不同角度再插。

（4）导管到位后拔出导丝，经导管注入盐水 100 ~ 150 mL。如果导管位置恰当，则患者仅感有便意而无痛苦，且生理盐水引流顺畅成线状。

（5）收紧荷包线，将涤纶袖套置于腹直肌后鞘前，缝合腹直肌前鞘。顺着透析管的自然走向，在腹壁脂肪层构建皮下隧道（通常用隧道针完成），从隧道出口处拉出透析管，浅层涤纶袖套距皮肤出口处 2 ~ 3 cm（肥胖患者距出口距离应延长至 3 ~ 4 cm）左右为宜。

（6）检查导管无扭曲和移位后，缝合皮下脂肪和皮肤切口，然后用纱布盖好切口和出口。接好钛接头和短管，用纱布和（或）胶布固定好导管，避免导管牵拉而损伤出口。

（二）彩超引导下经皮穿刺腹膜透析置管术（以 Tenck-hoff 直管为例）

（1）手术开始前严格消毒腹部皮肤。

（2）取耻骨联合上缘 9 ~ 13 cm 处、脐左/右侧、腹正中线外 2 cm 处沿腹直肌走向做一长 1 ~ 2 cm 纵行 "一" 字形手术切口，分离皮下脂肪，在彩超引导下持穿刺针穿刺腹壁，有突破感后停止进针，注入温生理盐水约 800 mL，置入导丝，拔出穿刺针；在导丝引导下置入带鞘扩张器，退出扩张器针芯后穿入腹透引流管，可见生理盐水从腹透引流管呈线状流出，缓慢将引流管涤纶套置入腹直肌内时撕脱扩皮鞘，确认内涤纶套于腹直肌内；在左/右下腹低于内涤纶套出口处确定隧道针出口（浅层涤纶袖套距皮肤出口处 2～3 cm，肥胖患者距出口距离应延长至 3～4 cm为宜），将隧道针引导导管穿过皮下组织，呈弧形从皮肤引出，连接腹膜透析外接导管，缝合皮下组织及皮肤，用无菌纱布覆盖手术切口及隧道口。

（三）术中注意事项

（1）手术切口位置因人身长而异，可以在脐下，也可能在脐旁甚至脐上，以耻骨联合上 9～13 cm 为度。

（2）以透析管上的钡线作指导，遵从透析管的自然弯曲，不可扭曲透析管。

（3）导管置入前，应将涤纶套充分地用无菌盐水浸泡，挤压出其内的气体。

（4）引导腹透管的金属导丝末端应隐藏在距透析管末端 3 cm 以上，以免导丝露出透析管刺破腹腔脏器。

（5）插管操作必须动作轻柔，并以金属导丝放入腹膜透析导管进行导引，不应以卵圆钳或血管钳钳夹导管末端进行置管。

（6）当导管进入荷包口后，可先沿腹前壁潜行一段距离确认避开大网膜，再向下滑行至膀胱底部，此时患者常诉有便意，表明导管末端已达膀胱直肠陷凹或子宫直肠陷凹，可缓慢拔出导丝。

（7）若患者的大网膜丰富并溢出荷包口，不建议行大网膜部分切除，可在助手的协助下回纳大网膜并轻轻按压，用 4 把弯钳向上提起腹膜，小心制作荷包，注意在制作和收紧荷包时应确认未缝扎到大网膜。

八、腹膜透析置管术的术后护理

（一）伤口观察与护理

术后要密切观察手术伤口的情况，检查是否有渗血、渗液或感染迹象。一旦发现异常，应及时通知医生并进行换药处理，确保伤口的清洁和干燥。同时，患者应避免做可能导致伤口裂开的活动，如剧烈运动或强迫咳嗽、排便等。

（二）饮食调整

腹膜透析术后，患者的饮食应以清淡为主，避免摄入过多产气的食物，如牛奶等。合理的饮食有助于减少腹胀和其他消化不适。

（三）活动安排

术后患者应适当休息，避免过早进行剧烈运动。在医生允许的范围内，可以逐渐增加活动量，以促进血液循环和伤口愈合。

（四）腹透管的维护

腹透管是腹膜透析的关键部分，术后需确保其通畅性。医护人员会定期进行冲管操作，并观察腹透管是否有浑浊物质或腹腔内出血等情况。患者应积极配合医护人员的操作，并注意观察自己的腹透管是否有异常情况。

（五）体重与腹围监测

患者需要定期测量体重和腹围，以便及时了解身体状况的变化。测量时应遵循正确的操作方法，确保测量结果的准确性。

（六）预防感染

腹膜透析术后，患者应注意预防感染的发生。保持室内清洁、干燥，避免与感染源接触。同时，注意个人卫生，定期更换干净的衣物和床单等物品。

（七）术后冲洗及导管出口护理

（1）术后立即进行腹腔穿刺冲洗腹腔。如果液体是红色的，由医生决定是否使用肝素。术后第一天，建议患者绝对卧床休息，避免强迫咳嗽和排便。术后第二天可以在床边活动，术后第三天鼓励患者起床。伤口愈合缓慢的特殊患者可以延迟下床活动的时间；保持大便通畅。每天更换手术伤口的敷料，当有大量的出血和渗出时，应随时更换敷料。如果有纤维蛋白或凝血块时，常常要用含有肝素（500 ～ 1000 U/L）的少量透析液冲洗，直到流出液清亮。

（2）术后当日或第二天建议以 1.5% 腹膜透析液 500 mL 冲管 1 ～ 2 次，观察腹膜透析液的颜色、性状和引流通畅等情况，可加用肝素封管；若术中已予腹膜透析液 500 ～ 1000 mL 和肝素冲洗，并确认无渗漏，可省略这一步骤。对术中大网膜非常活跃的患者，可试用利多卡因封管。术后需尽快进入透析的患者，术后行 IPD 逐步过渡 CAPD。如患者 2 周内无须进入透析，若无血性液体，则一般每周冲管 1 次，直至开始常规腹膜透析。

（3）隧道口处理：以隧道口为中心，用无菌生理盐水清洁隧道口和 1 cm 以内的皮肤，碘化物消毒 1 cm 以上的皮肤，从中心到周围区域，然后用干净敷料覆盖。隧道口敷料清洁时，尽量不要更换敷料。当敷料有出血或渗液时，应及时更换。当隧道口红肿时，可使用聚维酮碘纱布湿敷，或使用莫西沙星软膏。外短管用胶带固定，避免短管被拉伤。

（4）在手术后3天内如果局部没有渗血渗液，无须更换敷料，以后应当每天视伤口情况进行定时更换敷料，另外腹膜透析管出口任何时候都应当保持清洁干燥，如果敷料潮湿应当立即进行更换；应当每日观察出口处有无炎症情况，并定时触诊隧道内透析管的情况。

（5）术后10天方可以拆除皮肤出口处固定导管的缝线，出口处都应用碘伏或者是过氧化氢溶液进行消毒，当伤口和出口已经痊愈时才可以进行淋浴，淋浴前应当用袋子将透析管包好，淋浴后小心擦干出口处再用碘伏进行消毒用敷料包扎好，一般来说不建议患者游泳以及盆浴。

九、腹膜透析置管术术后并发症处理

（一）早期并发症

1. 出血

手术法置管后淡血性透析液常见，但严重出血很少见。多为术中自切开部位流入腹腔内，灌洗后逐渐减轻。由于尿毒症患者有出血倾向，如手术过程中止血不仔细，出血不止，需开腹止血。其他部位出血见于切口、隧道及出口，可以采取局部压迫及止血药物。

2. 渗漏

多见于老年、肥胖、糖尿病和长期应用类固醇药物而致腹壁松弛的患者；也可见于既往有过置管史及正中切口的患者。另外，还可由于手术技术不佳或置管后立即透析时灌入液量过大造成。部分初学者采用彩超引导下经皮穿刺腹膜透析置管术时，由于内涤纶套未放置于腹直肌内，容易造成渗漏，故术中应仔细检查内涤纶套是否放置于腹直肌内，避免因内涤纶套放置位置欠佳致渗液可能。腹膜透析一般手术10天以后开始CAPD，很少发生渗漏，因此最好提前置管。必须紧急透析时，患者应多卧床，少活动，并小容量透析。如发生渗漏，应暂停腹透，血透过渡；不能血透时，改为小容量间断透析，有条件的最好用腹透机行APD。无效时手术重新缝合。

3. 堵塞

发生导管堵塞的原因和预防、治疗措施见表19-1。

表 19 – 1　导管堵塞的原因和预防、治疗

原因	预防/治疗
被肠管压迫堵塞	导泻
血凝块	冲洗出血块，注射器推注盐水，用肝素盐水、尿激酶封管
被充盈的膀胱压迫堵塞	排空膀胱
网膜包裹	部分网膜切除，导管复位
多发粘连	松解粘连，转为血透
隧道内导管扭曲	手术矫正

4. 移位

腹透管移位主要表现为入液正常而引流障碍。移位常发生在术后 2 周内，腹平片显示导管尖端移出真骨盆腔。置管时注意导管出口方向，如果导管隧道段是直型而无自然的鹅颈形弯曲，应避免人为使导管出口向下。如果直管出现移位，可考虑严格消毒及 X 线透视下，用导丝插入腹透管内复位。如果导管尖端成卷曲形或直管复位失败，应进行手术重插管、固定导管末端或腹腔镜复位。

5. 疼痛

疼痛位于导管尖端附近，部分由于灌液过快，对肠管产生喷射效应，有些是在引流即将结束时，由于抽吸作用对肠管产生牵拉。常常发生在使用直管或位置过深的卷曲管。选择导管及置管时要适当注意，刚开始透析时减慢入液速度，或放液时在允许的情况下，腹腔保留少量液体。这种疼痛是短时的，一般 1 ～ 2 周或数周左右患者可适应这种喷射效应。还要除外另外一些可导致疼痛原因，例如透析液温度过高及 pH 低，某些药物、高糖透析液等化学刺激。碱化透析液或透析液中加入利多卡因可能减轻疼痛。

（二）晚期并发症

1. 出口处感染

诸多因素可以引起出口感染。出口处感染指出口处出现脓性分泌物，伴有或不伴有透析管周围皮肤红肿。可以按表 19 – 2 的评分系统对出口处

进行评估。

表 19 - 2　出口处评分体系

出口处表现	0 分	1 分	2 分
肿胀	无	仅限出口，<0.5 cm	>0.5 cm 和（或）隧道
结痂	无	<0.5 cm	>0.5 cm
发红	无	<0.5 cm	>0.5 cm
疼痛	无	轻微	严重
分泌物	无	浆液性	脓性

　　出口处评分 4 分或 4 分以上认为有感染。脓性分泌物，即使是单有脓性分泌物，也足以诊断感染。小于 4 分可能代表感染，也可能没有感染。

　　外口创伤指出口位置的皮肤、窦道表面或肉芽组织的完整性受到破坏，它是导致外口感染的重要原因。外口感染的常见病原菌包括金黄色葡萄球菌、表皮葡萄球菌、铜绿假单胞菌和肠道杆菌，也可见到真菌感染。外口感染的预防包括避免外口创伤，注意制动；鼻腔金黄色葡萄球菌携带者，鼻腔内使用莫匹罗星（mupirocin）软膏；手术中选择涤纶材料的双涤纶套管，置入前用盐水充分浸泡；在出口处护理时使用莫匹罗星软膏或庆大霉素软膏等。应对脓性分泌物进行细菌培养。抗生素治疗必须持续到外出口表现完全正常，治疗的时间至少需要 2 周。如果抗生素选择恰当，疗程也足够仍不能控制感染，就要在抗生素治疗下更换腹膜透析管。

　　隧道感染表现为隧道表面皮肤充血、水肿并有明显的触痛，隧道周围形成蜂窝织炎，按压后自外口可有血性和脓性分泌物溢出，或自行溢出。隧道感染一旦发生常常会导致腹膜炎，后者往往需要拔管，并用抗生素治疗。

　　2. 浅涤纶套外露

　　腹透管的皮下涤纶套露出皮肤外。主要原因是造皮下隧道时未顺应导管自然形状，而强行弯曲导管，其上产生迫使涤纶套外露的张力。另外，隧道过短、涤纶套距皮肤出口过近，出口处皮肤受压，乃至受压坏死，进而浅涤纶套外露，这与感染密切相关，因此手术时应把握预防发生的技巧，一旦发生，采取补救措施，例如涤纶套削除及重新置管等。

3. 堵塞

晚期多出现在腹膜炎时纤维蛋白凝块堵塞，需用含肝素的透析液反复冲洗，或用尿激酶 1 万 U 溶于 20 mL 生理盐水中注入透析管，30 ～ 60 min 放出。

4. 导管周围渗漏

可以发生在 CAPD 数月或数年后，治疗类似于早期渗漏确定渗漏部位最好是核素显像或做 CT。

5. 腹膜炎

细菌引起腹膜炎，或是隧道感染扩展所致。导管腹内段可以形成细菌生物膜，抵抗人体的防御机制和抗生素，导致复发相同致病菌的腹膜炎。腹膜炎的复发有时是由于深层涤纶套处形成小脓肿引起。

6. 少见并发症

（1）内脏侵蚀：内脏器官的损伤导致腹腔内出血和（或）腹膜炎。

（2）机械性意外事件：由于操作失误损坏导管。例如换药时用剪子不慎剪到导管，消除外露涤纶套时伤及导管，及其他尖硬物品损坏导管。此时要立即夹住导管，进行严格消毒处理。如果损伤处距离出口处较远，去除远端导管，重新连接钛接头及短管；也可用消毒硅胶补好导管；如果损伤处距离出口很近，需手术换管，并预防性使用抗生素。

（3）导管损坏：由于导管材料物理特性欠佳导致。

（4）过敏反应：置管后发生嗜酸细胞腹膜炎原因很多，包括血液、空气或抗生素，对硅橡胶有反应是其过敏原因之一。

十、腹膜透析拔管

需要拔除透析管的常见情况：

（1）皮下隧道内难以控制的化脓性炎症。

（2）难以治愈的透析管出口处严重感染。

（3）不能纠正的透析管流通障碍。

（4）真菌性或结核性腹膜炎。

（5）反复发生由同样细菌引起的腹膜炎，用致病菌敏感的抗菌药治疗 5 d 后，腹膜炎没有好转，这暗示隐匿的隧道感染，或由导管内附着的纤维素感染引起。

（6）有些可逆性尿毒症患者经治疗后，也需予以拔除透析管。

（7）有些改行血透治疗或肾移植患者也需拔除透析管。

拔除没有感染的透析管比较简单。2个涤纶套的透析管，只需在每个袖套上方各作1个切口，先拔除深部的涤纶套，然后从腹腔中轻轻地拉出透析管，缝合腹膜和窦道。然后再拔除皮下的涤纶套。近年采用的"Pull"新式拔管术，无手术切口，仅需在操作间完成。如导管的皮肤出口处有感染，则在拔除透析管前后使用适当的抗生素，并且透析管的皮肤出口不要缝合，应引流数日。急性透析管仅有一个皮下袖套，更易于拔除。

十一、腹膜透析管的重插

透析管拔除后，有时要重插。例如透析管的皮肤出口处感染、隧道炎、透析管流通障碍等情况时。重插方法与首次插置透析管的方法相同，可在另一侧腹壁进行。透析管重插术后的处理，与首次插置透析管相同。对于出口处感染、隧道炎而不合并腹膜炎的患者以及复发性腹膜炎但引流液清亮时，在抗生素治疗下，拔除和重新插置腹膜透析管可同时进行。对于难治性腹膜炎和真菌性腹膜炎，同时进行拔管和置管是不可能的。拔管和重新插入新腹膜透析管之间的理想间隔时间并不清楚，经验上推荐两者之间的间隔时间为2～3周。

第二十章 腹膜透析

一、目的

腹膜透析是治疗终末期肾病的主要替代方法之一。其原理是利用腹膜作为半透膜,通过灌入腹膜透析液来清除体内多余水分和毒素。腹膜透析适应证与禁忌证已在腹膜透析置管术中介绍。

二、操作前准备

(一)环境准备

换液室环境清洁,光线好,紫外线消毒1小时以上,关好门窗。

(二)患者准备

按需大小便,取舒适体位,戴口罩。

(三)护士准备

修剪长指甲、洗手,戴口罩。

(四)用物准备

37 ℃左右腹透液、2个蓝夹子、碘伏帽、输液架、脸盆、无菌纱布、无菌棉签、胶布、碘伏、生理盐水、砂轮。

三、操作注意事项及操作流程

(一)操作注意事项

(1)操作间环境要清洁,操作时关好门窗、电扇、空调,严格遵守无菌操作规程。

(2)严格执行查对制度,使用前认真检查双联系统,包括有效期、浓度、容量、接口拉环、管路、出口塞和透析液袋是否完好无损,液体是否清澈、有无渗漏等。腹透液干热加温,双联系统、碘伏帽不可重复使用。

（3）双联系统连接、分离外接短管时，确保短管呈关闭状态，注意管口应朝下，避免触碰短管口及双联系统管口，管路连接紧密，防止脱落、污染。

（4）操作时避免牵拉腹透管，灌注前排尽入液管路中空气。

（5）操作过程中，如出现触碰接口、脱管等污染情况，立即停止换液操作，及时采取相应措施后，再继续进行腹膜透析。

（6）每3～6个月应更换1次外接短管，如有破损或开关失灵应立即更换。

（7）腹透导管不能与乙醇制剂接触。导管必须用胶布固定好，避免牵拉，影响出口愈合。固定时要顺着腹膜透析导管和外接短管的自然走势，不要扭曲、压折。

（8）早期出口处护理（＜6周）：术后早期敷料清洁干燥、无异常可每周换药1次，术后2周以后每周换药1～2次，如有渗血、渗液、敷料松脱等，应及时更换。切口愈合、拆线前不要洗澡，之后可以在肛袋保护下淋浴，不能盆浴，不能让出口处浸泡在水里。

（9）长期出口处护理（＞6周）：换药频率视具体情况而定，如在冬季可2～3天更换1次，夏季患者通常出汗较多则需每天更换。淋浴时要用肛袋保护出口处，每次淋浴后都要进行出口处换药。

（二）操作流程

1. 腹膜透析换液操作流程（图 20 - 1）

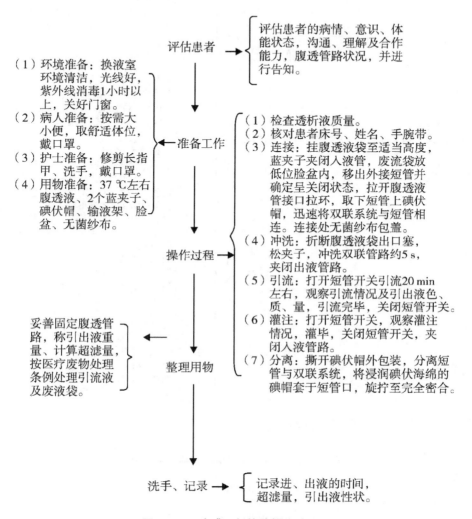

评估患者 → 评估患者的病情、意识、体能状态，沟通、理解及合作能力，腹透管路状况，并进行告知。

（1）环境准备：换液室环境清洁，光线好，紫外线消毒1小时以上，关好门窗。
（2）病人准备：按需大小便，取舒适体位，戴口罩。
（3）护士准备：修剪长指甲，洗手，戴口罩。
（4）用物准备：37 ℃左右腹透液、2个蓝夹子、碘伏帽、输液架、脸盆、无菌纱布。

准备工作

操作过程 →
（1）检查透析液质量。
（2）核对患者床号、姓名、手腕带。
（3）连接：挂腹透液袋至适当高度，蓝夹子夹闭入液管，废流袋放低位脸盆内，移出外接短管并确定呈关闭状态，拉开腹透液管接口拉环，取下短管上碘伏帽，迅速将双联系统与短管相连。连接处无菌纱布包盖。
（4）冲洗：折断腹透液袋出口塞，松夹子，冲洗双联管路约5 s，夹闭出液管路。
（5）引流：打开短管开关引流20 min左右，观察引流情况及引出液色、质、量，引流完毕，关闭短管开关。
（6）灌注：打开短管开关，观察灌注情况，灌毕，关闭短管开关，夹闭入液管路。
（7）分离：撕开碘伏帽外包装，分离短管与双联系统，将浸润碘伏海绵的碘帽套于短管口，旋拧至完全密合。

妥善固定腹透管路，称引出液重量、计算超滤量，按医疗废物处理条例处理引流液及废液袋。

整理用物

洗手、记录 → 记录进、出液的时间，超滤量，引出液性状。

图 20 - 1　腹膜透析换液操作流程

2. 腹膜透析导管出口换药流程（图 20 – 2）

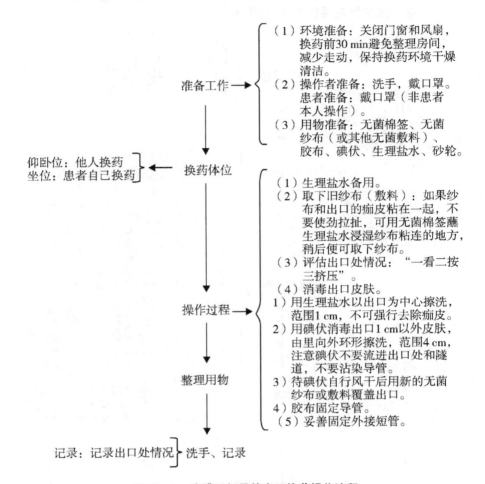

准备工作 →
（1）环境准备：关闭门窗和风扇，换药前30 min避免整理房间，减少走动，保持换药环境干燥清洁。
（2）操作者准备：洗手、戴口罩。患者准备：戴口罩（非患者本人操作）。
（3）用物准备：无菌棉签、无菌纱布（或其他无菌敷料）、胶布、碘伏、生理盐水、砂轮。

仰卧位：他人换药
坐位：患者自己换药 ← 换药体位

操作过程 →
（1）生理盐水备用。
（2）取下旧纱布（敷料）：如果纱布和出口的痂皮粘在一起，不要使劲拉扯，可用无菌棉签蘸生理盐水浸湿纱布粘连的地方，稍后便可取下纱布。
（3）评估出口处情况："一看二按三挤压"。
（4）消毒出口皮肤。
1）用生理盐水以出口为中心擦洗，范围1 cm，不可强行去除痂皮。
2）用碘伏消毒出口1 cm以外皮肤，由里向外环形擦洗，范围4 cm，注意碘伏不要流进出口处和隧道，不要沾染导管。
3）待碘伏自行风干后用新的无菌纱布或敷料覆盖出口。
4）胶布固定导管。
（5）妥善固定外接短管。

整理用物

记录：记录出口处情况 → 洗手、记录

图 20 – 2　腹膜透析导管出口换药操作流程

四、腹膜透析治疗模式分类（图 20 - 3）

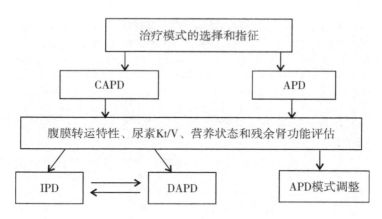

图 20 - 3　腹膜透析模式

（一）持续非卧床腹膜透析（CAPD）

每天交换透析液 3 ～ 5 次，每次使用 1.5 ～ 2 L，白天在腹腔内留置 3 ～ 6 h，晚上留置 10 ～ 12 h，在一天 24 h 内，患者腹腔内都留有腹透液。CAPD 是腹膜透析患者的长期维持治疗模式。

（二）日间非卧床腹膜透析（DAPD）

该透析模式同 CAPD，但透析只在白天进行，夜间排空腹腔。对腹膜高转运、超滤效果差的患者，首选该治疗模式。

（三）间歇性腹膜透析（IPD）

每次腹腔内灌入 1 ～ 2 L 透析液，腹腔内停留 30 ～ 45 min，每个透析日透析 8 ～ 10 h，在透析间歇期，患者腹腔内不留置腹透液。适用于残肾功能较好、水钠潴留需加强超滤及新置管需小剂量 IPD 患者。

（四）自动化腹膜透析（APD）

腹膜透析操作过程由一台全自动腹膜透析机完成，根据操作执行的方法不同，可以分为持续循环腹膜透析（CCPD）、间歇性腹膜透析（IPD）、夜间间歇性腹膜透析（NIPD）、潮式腹膜透析（TPD）。

腹膜透析是一种长期的治疗方式，需要患者有良好的心态和自我管理能力。日常随访中需对患者进行健康教育，包括饮食调整，控制钾、钠、磷的摄入量等，以提高生活质量。

参考文献

［1］梅长林，余学清．内科学 肾脏内科分册［M］．北京：人民卫生出版社，2015．

［2］葛均波，王辰，徐永健．内科学［M］．9 版．北京：人民卫生出版社，2018．

［3］余学清，赵明辉．肾内科学［M］．北京：人民卫生出版社，2021．

［4］谌贻璞．肾脏内科诊疗常规［M］．北京：中国医药科技出版社，2019．

［5］高翔，梅长林，上海慢性肾脏病早发现及规范化诊治与示范项目专家组．慢性肾脏病筛查诊断及防治指南［J］．中国实用内科杂志，2017，37（1）：28－34．

［6］中华医学会肾脏病学分会专家组，陈江华，孙林，等．糖尿病肾脏疾病临床诊疗中国指南［J］．中华肾脏病杂志，2021，37（3）：255－304．

［7］陈香美，蔡广研．临床路径释义（肾病分册）［M］．北京：中国协和医科大学出版社，2018．

［8］中华医学会肾脏病学分会肾性贫血诊断和治疗共识专家组．肾性贫血诊断与治疗中国专家共识（2018 修订版）［J］．中华肾脏病杂志，2018，34（11）：860－866．

［9］杭宏东．高级卫生专业技术资格考试用书肾内科学［M］．2 版．北京：中国协和医科大学出版社，2020．

［10］PHILIP KAM-TAO LI，田娜．2022 版国际腹膜透析学会腹膜透析相关性腹膜炎防治指南［M］．北京：中华医学电子音像出版社，2023．

［11］陈香美．腹膜透析标准操作规程［M］．北京：人民军医出版社，2010．

［12］章建全，闫磊，赵佳琦. 超声引导下肾疾病经皮穿刺活检术实践指南［J］. 中华医学超声杂志（电子版），2021，18（11）：1023 – 1043.

［13］陈香美. 血液净化标准操作规程［M］. 北京：人民卫生出版社，2021.

［14］吉俊，滕杰，刘中华，等. 腹膜透析导管植入手术专家共识［J］. 上海医学，2018，41（1）：1 – 4.

［15］中国狼疮肾炎诊断和治疗指南编写组. 中国狼疮肾炎诊断和治疗指南［J］. 中华医学杂志，2019，99（44）：3441 – 3455.

［16］Kidney Disease：Improving Global Outcomes（KDIGO）Glomerular Diseases Work Group. KDIGO 2021 clinical practice guideline for the management of glomerular diseases［J］. Kidney Int，2021，100（4S）：S1 – S276.

［17］FANOURIAKIS A，KOSTOPOULOU M，ANDERSEN J，et al. EULAR recommendations for the management of systemic lupus erythematosus：2023 update［J］. Ann Rheum Dis，2024，83（1）：15 – 29.